海外館藏中醫古籍珍善本輯存（第一編）

第二十五册

劉金柱　羅　彬　主編

傷寒論註來蘇集（三）
傷寒論疏義（一）

廣陵書社

仲景方書類

傷寒論註來蘇集（三）

卷五—八

〔清〕柯琴 著　博古堂 乾隆三十一年刻本　文政四年重刻本

傷寒附翼目次

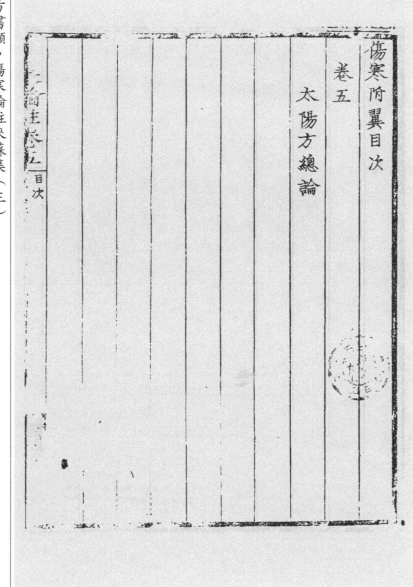

傷寒附翼卷之五

慈谿　柯琴　韻伯編
崑山　馬中驊驤北較

太陽方總論

太陽主表故立方以發表為主而發表中更兼治裏故種種不同麻黄湯於發表中降氣桂枝湯於發表中滋陰乾葛湯於發表中生津大青龍湯與麻杏甘膏湯麻翹赤豆湯於發表中清火小青龍湯與五苓散於發表中利水清火中復有輕重利水中各有淺深也若白虎

之清火十棗之利水又解表後之證治其陷胸瀉心抵當調胃四逆真武等劑又隨症救逆之法矣太抵太陽之表不離桂枝麻黃二湯加減以心為太陽之裏也今將諸方詳論表章仲景治法令後人放膽用之則麻黃湯治傷寒而不治中風桂枝湯治中風而不治傷寒等說其可少息乎

桂枝湯

桂枝　芍藥　甘草　生姜　大棗

此為仲景群方之魁乃滋陰和陽調和營衛解肌發汗之總方也凡頭痛發熱惡風惡寒其脈浮而弱汗自出者不拘何經不論中風傷寒雜病咸得用此發汗若妄汗妄下而表不解者仍當用此解肌如所主頭痛發熱惡寒惡風鼻鳴乾嘔等病但見一症即是不必悉具惟以脈弱自汗為主耳桂枝赤色通心溫經能扶陽散寒甘能益氣生血辛能解散外邪內輔君主發心液而為汗故麻黄乾葛青龍輩凡發汗禦寒者咸用之惟桂枝湯不可用麻黄麻黄湯不可無桂枝也本方皆辛甘發

散惟芍藥微苦微寒能益陰斂血內和營氣先輩云無
汗不得用桂枝湯者以芍藥能止汗也芍藥之功本在
止煩煩止汗亦止故反煩更煩與心悸而煩者咸賴之
若倍加芍藥即建中之劑非復發汗之劑矣是方也用
桂枝發汗即用芍藥止汗生姜之辛佐桂以解肌大棗
之甘佐芍以和裏桂芍之相須姜棗之相得陰陽表裏
並行而不悖是剛柔相濟以為和也甘草甘平有安內
攘外之功用以調和氣血者即以調和表裏且以調和
諸藥矣而精義尤在啜稀熱粥以助藥力蓋穀氣內充
外邪勿復入熱粥以繼藥之後則餘邪勿復留複方之

妙用又如此故用之發汗自不至於亡陽用之止汗自不至於貽患令人凡遇發熱不論虛實悉忌數味刊桂枝方者俱削此法是豈知仲景之心法乎要知此方專治表虛但能解肌以發營中之汗不能開皮毛之竅以出衛分之邪故汗不出者是麻黃症脈浮緊者是麻黃脈即不得與桂枝湯矣然初起無汗當用麻黃發汗如汗後復煩即脈浮數者不得再與麻黃而更用桂枝如汗後不解與下後脈仍浮氣上沖或下利止而身痛不休者皆當用此解外蓋此時表雖不解腠理已疏邪不在皮毛而在肌肉故脈證雖同麻黃而主治當屬桂枝

也粗工妄謂桂枝湯專治中風一證印定後人耳目而所稱中風者又與此方不合故置之不用愚常以此湯治自汗盜汗虛瘧虛痢隨手而愈因知仲景方可通治百病與後人分門證類使無下手處者可同年而語耶

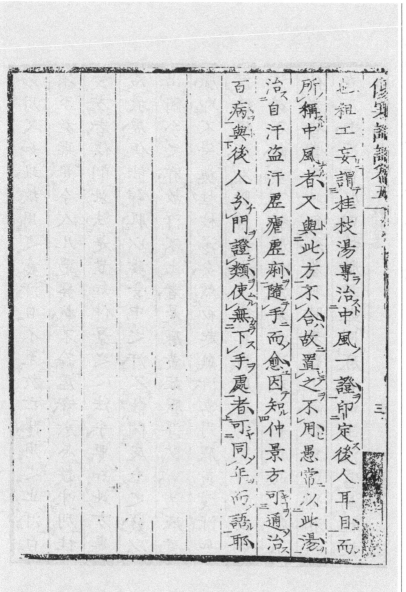

麻黄湯　麻黄　桂枝　杏仁　甘草

治風寒在表頭痛項強發熱身痛腰痛骨節煩疼惡風惡寒無汗胸滿而喘其脈浮緊浮數者此為開表逐邪發汗之峻劑也古人用藥用法象之義麻黄中空外直宛如毛竅骨節故能去骨節之風寒從毛竅而出為衛分發散風寒之品桂枝之條縱横宛如經脈系絡能入心化液通經絡而出汗為營分散解風寒之品杏仁為心果溫能助心散寒苦能清肺下氣為上焦逐邪定喘之品甘草甘平外拒風寒内和氣血為中宮安内攘外之品此湯入胃行氣於玄府輸精於皮毛斯毛脈合精

而濈濈汗出，在表之邪其盡去而不留，痛止喘平，寒熱頓解，不煩啜粥而藉汗於穀也。其不用姜棗者，以生姜之性横散解肌，礙麻黄之上升；大棗之性滯泥於膈，礙杏仁之速降。此欲急於直達，稍緩則不迅，横散則不峻矣。若脉浮弱汗自出者，或尺脉微遲者，是桂枝所主，非此方所宜。葢此乃純陽之劑，過於發散，如單刀直入之將，拔之恰當，一戰成功；不當則不戰而召禍。故用之發表，可一而不可再。如汗後不解，便當以桂枝湯代之。若汗出不透，邪氣留連於皮毛骨肉之間，又有麻桂合半與桂枝二麻黄一之妙用。若陽盛於內而無汗者，又有

●麻黄杏仁石膏連軺赤小豆等劑此皆仲景心法也予
治冷風哮與風寒温三氣成痺等證用此輒效非傷寒
一証可拘也○按麻桂二方治傷寒中風者遇當用而
不敢用註疏傷寒家於不當用者妄言其當用如太陽
衂血證迺桂枝湯句語意在當須發汗下麻黄主之句
在當發其汗下二句皆於結句補出是倒序法也仲景
於論證時細明其所以然未及於方故耳夫桂枝乃行
血之品仲景用桂枝發汗不是用桂枝止衂是用在未
衂時非用在已衂後且奪血者無汗此理甚明麻黄乃
上升之品太既云衂乃解又云自衂者愈若復用升提

之藥衂流不止可必矣且衂家不可發汗此禁甚明矣
又如小青龍主之句語意在服湯已上豈有寒去欲解
反用燥熱之劑重亡津液令渴不解乎且云服藥已服
湯已者是何藥何湯邪觀仲景於所服藥不合法者必
明斥之如所云服瀉心湯復以他藥下之利不止又云
知醫以他藥下之非其治也粗工不知倒序等法又溺
於風寒二字而曰是雖熱甚邪出在經以麻黄治衂是
發散經中邪氣耳請問邪氣寒乎熱乎若寒邪則血凝
不流焉得有衂若熱邪則清降不遑而敢升發邪且云
點滴不成流者必用服藥若成流不止將何法以善其

後乎此悞天下蒼生之最盛者余因表而出之

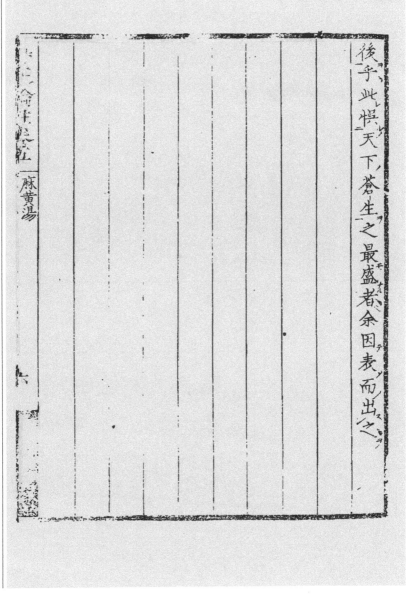

葛根湯

葛根　薑　棗　麻黄　桂枝　白芍　甘草

治頭項強痛、背亦強牽引几几然、脉浮無汗惡寒、兼治風寒在表而自利者。此開表逐邪之輕劑也。其証身不疼腰不痛、骨節不痛、是骨不受寒矣。頭項強痛下連於背、牽引不寧、是筋傷於風矣。不喘不煩燥、不乾嘔、是無内症。無汗而惡風、病只在表。若表病而兼下利、是表實裏虚矣。比麻黄青龍之劑較輕、然几几更甚於項強、而無汗不失為表實。脉浮不緊數、是中於鼓動之陽風、故以桂枝湯為主、而加麻葛以攻其表實也。葛根味甘氣涼、能起陰氣而生津液、滋筋脉而舒其牽引、故以為君。

麻黃生姜能開玄府腠理之閉塞祛風而出汗故以為臣寒熱俱輕故少佐桂芍同甘棗以和裏此於麻桂二方之間衡其輕重而為調和表裏之劑也故用之以治表實而外邪自解不必治裏虛而下利自瘳與大青龍治表裏俱實者異矣要知葛根秉性輕清賦體厚重輕可去實重可鎮動厚可固裏一物而三美備然惟表實裏虛者宜之胃家實者非所宜也故仲景於陽明經中不用葛根東垣用藥分經不列於太陽而列於陽明易老云未入陽明者不可服皆未知此義喻氏謂仲景不用於陽明恐亡津液與本草生津之說左又謂能開肌

肉。又與仲景治汗出惡風桂枝湯中加葛根者左矣。蓋桂枝葛根俱是解肌和裏之劑，故有汗無汗、下利不下利皆可用，與麻黄專於治表者不同。麻黄葛根俱有沫，沫者濁氣也，故仲景皆以水煮去其沫而後入諸藥，此取其清陽發腠理之義。○桂枝湯啜稀粥者，固無麻黄之開，而有芍藥之斂，恐邪有不盡，故假穀氣以逐之，此汗生於穀也。

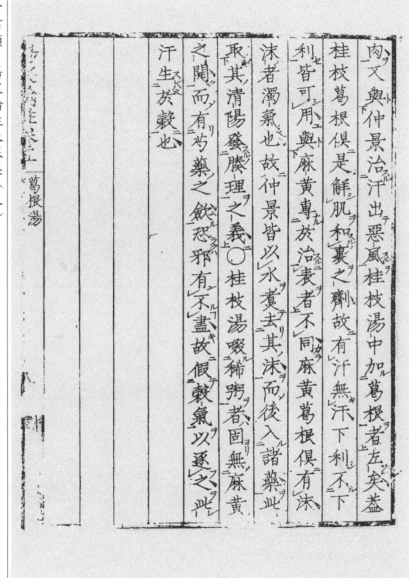

大青龍湯　麻黃　桂枝　石膏　杏仁　甘草　姜棗

太陽中風脈浮緊頭痛發熱惡寒身疼不汗出而煩躁
此麻黃證之劇者故加味以治之也諸證全是麻黃有
喘與煩躁之別喘者是寒鬱其氣升降不得自如故多
用杏仁之苦以降氣煩躁是熱傷其氣無津不能作汗
故特加石膏之甘以生津然其性沈而大寒恐內熱頓
除而表寒不解變爲寒中而挾熱下利是引賊破家矣
故必倍麻黃以發表又倍甘草以和中更用姜棗以調
營衛一汗而表裏雙解風熱兩除此大青龍清內攘外
之功所以佐麻桂二方之不及也夫青龍以發汗命名

其方分大小在麻黄之多少而不關石膏觀小青龍之不用可知石膏不能驅在表之風寒但能清中宮之燔灼觀白虎之多用可知世不知石膏為煩躁用妄為發汗用十劑云輕可去實豈至堅至重之質而能發汗哉汗多亡陽者過在麻黄耳少陰亦有發熱惡寒煩燥之症與大青龍同但脈不浮頭不痛為異若脈浮弱汗自出者是桂枝證二證妄與石膏則胃氣不至於四肢而手足厥冷妄用麻黄則衛陽不周於身而筋惕肉瞤此仲景所深戒也要知少陰見陽證而用麻黄必固以附子太少異位陰陽殊途故寒温有別桂枝證之煩因於

木旺故用微苦微寒之劑以升降之大青龍之兼燥因
於風動故用至陰至重之品以鎮墜之有汗無汗虛實
不同輕重有差也必細審其所不用然後不失其所當
用耳○按許叔微云桂枝治中風麻黃治傷寒大青龍
治中風見寒脈傷寒見風脈三者如鼎立此方氏三大
綱所由來而大青龍之證治自此不明於世矣不知仲
景治表只在麻桂二法麻黃治表實桂枝治表虛方治
在虛實上分不在風寒上分也蓋風寒二證俱有虛實
俱有淺深俱有營衛大法又在虛實上分淺深並不在
風寒上分營衛也夫有汗為表虛立桂枝湯治有汗之

風寒而更有加桂去桂加芍去芍及加附子人参厚朴
杏仁茯苓白朮大黄龍骨牡蠣等劑皆是桂枝湯之變
易因表虛中更有內虛內實淺深之不同故加減法亦
種種不一耳以無汗為表實而立麻黄湯治無汗之風
寒然表實中亦有夾寒夾暑內寒內熱之不同故以麻
黄為主而加減者若葛根湯大小青龍麻黄附子細辛
甘草麻黄杏仁甘草石膏麻黄連翹赤豆等劑皆麻黄
湯之變易因表實中亦各有內外寒熱淺深之殊也葛
根湯因肌肉津液不足而加芍藥葛根大青龍因內熱
煩躁而加石膏小青龍以乾嘔而咳而加半夏細辛乾

姜麻黃附子細辛甘草二方以脈沉而加附子若連翹赤豆梓皮濕熱熱黃而加諸劑皆因表實從麻黃湯加減何得獨推大青龍爲門立耶何但知有風寒而不知有風熱但知有中風見寒傷寒見風之症而不知小青龍之治風寒大青龍之治風熱麻杏甘膏之治溫熱麻翹豆湯之治濕熱表實中更有如是之别耶且前輩之鑿分風寒者拘於脈耳不知仲景之論脈甚活而不拘如大青龍之條有中風而脈浮緊傷寒而脈浮緩是互文見意處言中風脈緩然亦有脈浮緊者傷寒脈緊然亦有浮緩者益中風傷寒各有淺深或因人之強弱而

異地之高下而異時之乖和而異證既不可拘脈即不可執如陽明中風而脈浮緊太陰傷寒而脈浮緩不可謂脈緊必傷寒脈緩必中風矣按內經脈滑曰風則風脈原無定象又盛而緊曰脈則緊脈不專屬傷寒又緩而滑為熱中則緩脈亦不專指中風矣且陽明中風有脈浮而緊者又有脈弦浮大者必欲以太陽之脈緩自汗脈緊無汗定分風寒割裂營衛他經皆有中風皆不言及何耶要知脈緊固為有力脈浮緩亦不是浮弱即內經緩而滑為熱中之脈也蓋仲景憑脈辨症只審虛實故不論中風傷寒脈之緩緊但於指下有力者為實

脈弱無力者為虚不汗出而煩躁者為實汗出多而煩
躁者為虚證在太陽而煩躁者為實症在少陰而煩躁
者為虚實者可服大青龍虚者便不可服此最易知也
凡先煩不躁而脈浮者必有汗而自解煩躁而脈浮緊
者必無汗而不解大青龍湯為風寒在表而兼熱中者
設不是為有表無裏而設故中風無汗煩躁者可用傷
寒而無汗煩躁者亦可用蓋風寒本是一氣故湯劑可
以互投論中有中風傷寒互稱者如大青龍是也有中
風傷寒兼提者如小柴胡是也仲景但細辨脈症而施
治何嘗拘拘於中風傷寒之別其名乎如既立麻黄湯

治寒桂枝湯治風而中風見寒傷寒見風者曷不用桂枝麻黃各半湯而更用大青龍為主治耶且既有中風惡風不惡寒傷寒惡寒不惡風之說曷不用大青龍之惡寒主傷寒麻黃證之惡風主中風桂枝症之惡風復惡寒主中風見寒傷寒見風耶方氏因三綱之分而有風寒多少之陋見喻氏又因大青龍之名而為龍背龍腹龍尾之奇說又謂縱橫者龍之所以飛期門及大青龍之位青龍之說愈工而青龍之法愈湮此所謂好龍而不識真龍者也大青龍之點睛在無汗煩躁無少陰證二句合觀之知本方本為太陽煩躁而設仲景恐人

悞用青龍不特為脈弱汗出者禁而脈緊尤在少陰益少陰亦有發熱惡寒身疼無汗而煩躁之症此陰極似陽寒極反見熱化也悞用則厥逆筋惕肉瞤所必至全在此處着眼故必審其非少陰症而為太陽煩躁無疑

太陽煩躁為陽盛非大青龍不解故不特脈浮緊之中風可用即浮緩而不微弱之傷寒亦可用也不特身疼身重者可用即身不疼與身重而乍有輕時者亦可用也蓋胃脘之陽內鬱胸中而煩外擾四肢而躁莫用麻黃發汗於外不知石膏泄熱於內煩躁不解陽盛而死矣諸家不審煩躁之理以致少陰句無所着落妄謂大

青龍為風寒兩傷營衛而設，不知其為兩解表裏而設。豈問若營之設，為治風歟，治寒歟，營分藥歟，衛分藥歟。只為熱傷中氣，用之治內熱。

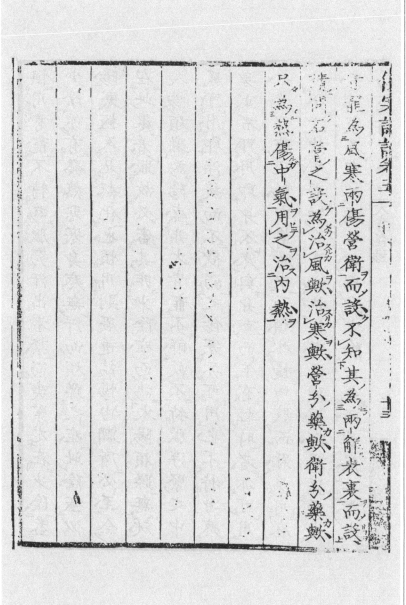

小青龍湯

麻黃　桂枝　白芍　甘草　乾姜
細辛　半夏　五味

傷寒表不解心下有水氣乾嘔或渴或利或噎或小便不利少腹滿或喘者用此發汗而利水夫陽之汗以天地之雨名之水氣入心則為汗下汗而外邪頓解矣此因心氣不足汗出不徹故寒熱不解而心下有水氣其咳是水氣射肺之徵乾嘔知水氣未入於胃也心下乃胞絡相火所居之地水火相射其病不可擬摹如水氣下而不上則或渴或利上而不下則或噎或喘留於腸胃則小便不利而少腹應滿耳惟發熱乾嘔而渴是本方之當證此於桂枝湯去大棗之泥加麻黃以開玄府

細辛逐水氣半夏除嘔五味乾姜以除咳也以乾姜易生姜者生姜之味氣不如乾姜之猛烈其大温足以逐心下之水苦辛可以解五味之酸且發表既有麻黄細辛之直鋭更不藉生姜之横散矣若渴者是心液不足故去半夏之燥熱加瓜蔞根之生津若微利與噎小便不利與喘者病机偏於向裏故去麻黄之發表加附子以除噎芫花茯苓以利水杏仁以定喘耳兩青龍俱兩解表裏法大青龍治裏熱小青龍治裏寒故發表之藥同而治裏之藥殊也此與五苓同為治表不解而心下有水氣在五苓治水畜而不行故大利其水而微發其

汗是為水欝折之也本方治水之動而不居故備舉辛溫以散水並用酸苦以安肺培其化源也兼治膚脹最捷○葛根與大小青龍皆合麻桂二方加減葛根減麻之杏仁者以不喘故加葛根者和太陽之津升陽明之液也大青龍減桂之芍藥者以汗不出故加石膏者煩躁故也若小青龍減麻黄之杏仁桂枝之生姜大棗既加細辛乾姜半夏五味而又立加減法神而明之不可勝用矣

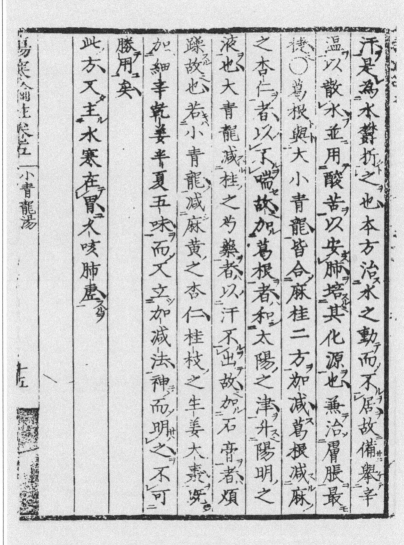

此方又主水寒在胃久咳肺虛

五苓散　澤瀉　白朮　茯苓　猪苓　桂枝

太陽本病脈浮發汗表証雖解而膀胱之熱邪猶存用之利水止渴下取上效之法桂性熱少加為引導五苓能通調水道培助土氣其中有桂枝以宣通衛陽停水散表裏和則火熱自化而津液得全煩渴不治而治矣

治太陽發汗後表熱不解脈浮數煩渴飲水或水入即吐或飲水多而小便不利者凡中風傷寒結熱在裏熱傷氣分必煩渴飲水治之有二法表症已罷而脈洪大是熱邪在陽明之半表裏用白虎加人參清火以益氣

表症未罷而脈仍浮數是寒邪在太陽之半表裏用五苓散飲煖水利水而發汗此因表邪不解心下之水氣亦不散既不能為溺更不能生津故渴及與之水非上焦不受即下焦不通所以名為水逆水者腎所司也澤瀉味鹹入腎而培水之本猪苓黑色入腎以利水之用白朮味甘歸脾制水之逆流茯苓色白入肺清水之原委而水氣順矣然表裏之邪諒不因水利而頓解故必少加桂枝多服煖水使水精四布上滋心肺外達皮毛溱溱汗出表裏之煩熱兩除也白飲和服亦啜稀粥之微義又復方之輕劑矣本方非能治消渴也註者不審

消渴之理及水逆之性稱爲化氣回津之劑夫四苓之
燥桂枝之熱何所恃而津回豈知消渴與水逆不同消
字中便見飲水多能消則不逆矣本論云飲水多者小
便利必心下悸是水畜上焦爲逆小便少者必苦裏急
是水畜下焦爲逆也又云渴欲飲水者以五苓散救之
可知用五苓原是治水不是治渴用以散所飲之水而
非治煩渴消渴之水也且本方重在内煩外熱用桂枝
是逐水以除煩不是熱因熱用是少發汗以解表不是
助四苓以利水其用四苓是行積水留垢不是疎通水
道後人不明此理槩以治水道不通大熱淫於内者心

下已無水氣則無水可利無汗可發更進燥烈之品津液重亡其燥甚耶本論云下後復發汗小便不利者亡津液故也勿治之又云若亡津液陰陽自和者必自愈又云汗出多胃中燥不可用猪苓湯復利其小便其利水諸方惟猪苓湯為潤劑尚不可用其不欲飲水而小便不利者五苓散之當禁不待言矣

十棗湯　大棗　芫花　甘遂　大戟

治太陽中風表解後裏氣不和下利嘔逆心下至脇痞滿硬痛頭痛短氣汗出不惡寒者仲景利水之劑種種不同此其最峻者也凡水氣爲患或喘或咳或利或吐或吐利而無汗病一處而已此則外走皮毛而汗出内走咽喉而嘔逆下走腸胃而下利水邪之泛溢者既浩浩莫禦矣且頭痛短氣心腹脇下皆痞鞕滿痛是水邪尚留結於中三焦升降之氣拒隔而難通也表邪已罷非汗散所宜裏邪充斥又非滲泄之品所能治非選利水之至鋭者以直折之中氣不支亡可立待矣甘遂芫

花大戟皆辛苦氣寒而秉性最毒並舉而任之氣同味合相須相濟決瀆而大下一舉而水患可平矣然邪之所湊其氣已虛而毒藥攻邪脾胃必弱使無健脾調胃之品主宰其間邪氣盡而元氣亦隨之盡故選棗之大肥者為君預培脾土之虛且制水勢之橫又和諸藥之毒既不使邪氣之盛而不制又不使元氣之虛而不支此仲景立法之盡善也用者拘於甘能緩中之說豈知五行兼制之理乎張子和製濬川禹攻神祐等方治水腫痰飲而不知君補劑以護本但知用毒藥以攻邪所以善全者鮮

麻黃杏仁甘草石膏湯

此温病發汗逐邪之主劑也凡冬不藏精之人熱邪内伏於藏府至春風解凍伏邪自内而出法當乘其勢而汗之勢隨汗散矣然發汗之劑多用桂枝此雖頭項強痛反不惡寒而渴是有熱而無寒桂枝下咽陽盛則斃故於麻黃湯去桂枝之辛熱易石膏之甘寒以解表裏倶熱之症岐伯所云未滿三日可汗而已者此法是也此病得於寒時而發於風令故又名風温其脉陰陽倶浮其症自汗身重盖陽浮則強於衛外而閉氣故身重當用麻黃開表以逐邪陰浮不能藏精而汗出當用石

膏鎮陰而清火表裏俱熱則中氣不運升降不得自如故多眠息鼾語言難出當用杏仁甘草以調氣此方備升降輕重之性足以當之若攻下火熏等法此粗工促病之術也凡風寒在表頭痛發熱惡寒無汗者必用麻黃發汗汗後復煩更用桂枝發汗若溫病發汗已而身灼熱是內熱猖獗雖汗出而喘不可更用桂枝益溫暑之邪當與汗俱出而勿得止其汗即灼然之大熱仍當用此方開表以清裏降火而平喘益治內蘊之火邪與外感之餘熱不同法也若被下而小便不利直視失溲者真陰虛極而不治若汗出而喘是熱勢仍從外越

雖未下前之大熱因下而稍輕仍當凉散亦不得微風寒未解之例下後氣上沖者更行桂枝湯也是方也溫病初起可用以解表而清裏汗後可復用下後可復用與風寒不解而用桂枝湯同法仲景因治風寒汗下不解之症必須桂枝故特出此凉解之義以比類桂枝加厚朴杏仁湯證止與風寒溫病分涇渭處令觀溫病提綱而大旨顯然矣此大青龍之變方白虎湯之先着也石膏為清火重劑青龍白虎皆賴以建功然用之謹甚故青龍以惡寒脈緊兼用姜桂以扶衛外之陽白虎以汗後煩渴兼用參米以保胃脘之陽也此但熱無寒佐

姜桂則脈流薄疾斑黄狂亂作矣此但熱不虚加參米則食入於陰氣長於陽詀語腹脹矣凡外感之汗下後汗出而喘為實重在存陰者不必慮其亡陽也然此為解表之劑若無喘鼾語言難出等症則又白虎湯之證治矣此方治温病表裏之實白虎加參米治温病表裏之虚相須相濟者也若葛根黄連黄芩湯則治利而不治喘要知温病下後無利不止證葛根黄連之燥非治温藥且麻黄專於外達與葛根之和中發表不同石膏甘潤與黄連之苦燥懸殊同是涼解表裏同是汗出而喘而用藥有毫釐千里之辨矣

麻黃連翹赤小豆湯 麻黃 連翹 赤小豆 杏仁 甘草 生姜 大棗

治太陽傷寒妄下熱入但頭汗出小便不利身體發黃此以赤小豆梓皮為君而冠以麻黃者見此為麻黃湯之壞症此湯為麻黃湯之變劑也傷寒不用麻黃發汗而反下之熱不得越因瘀於裏熱邪上炎故頭有汗無汗之處濕熱熏蒸身必發黃水氣上溢皮膚故小便不利此心肺為瘀熱所傷營衛不和故耳夫皮膚之濕熱不散仍當發汗而在裏之瘀熱不清非桂枝所宜必擇味之酸苦氣之寒涼而能調和營衛者以涼中發表此方所由製也小豆赤色心家穀也酸以收心氣甘以瀉

心火専走血分通經絡行津液而利膀胱梓白皮
肺家藥也寒能清肺熱苦以瀉肺氣専走氣分清皮膚
理胸中而散煩熱故以為君佐連軺杏仁以瀉心麻黄
生姜以開表甘草大棗以和胃潦水味薄流而不止故
能降火而除濕取而煮之半日服盡者急方通劑不必
緩也夫麻黄一方與桂枝各半則小發汗加石膏姜棗
即於發表中清火而除煩躁去桂枝之辛熱加石膏之
辛寒則於發表中清火而定喘君以文蛤即於發表中
祛內外之濕熱加連軺等之苦寒即於發表中清火而
治黄仲景於太陽中隨証加減曲盡麻黄之長技不拘

於冬月之嚴寒而用矣若加附子細辛之大辛熱加附子甘草之辛甘亦因少陰表裏之微甚並非為嚴寒之時拘繫咸謂麻黃不可輕用安知仲景之神化哉

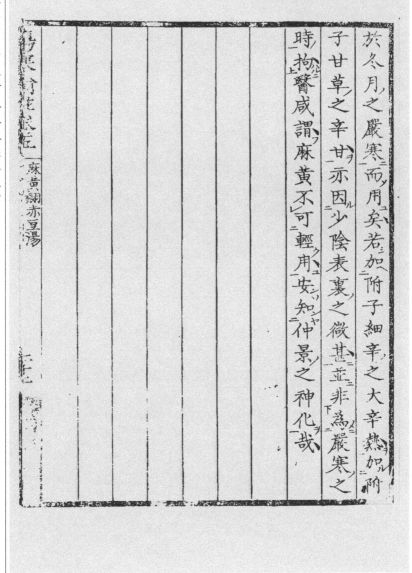

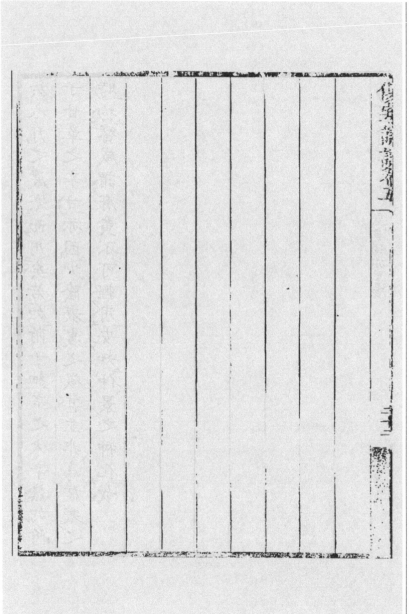

文蛤湯

文蛤　麻黄　石膏　杏仁　甘草　姜棗

病發於陽應以汗解庸工用水攻之法熱被水刦而不得散外則肉上粟起因濕氣凝結於玄府也内則煩熱意欲飲水是陽邪内鬱也當渴而反不渴者皮毛之水氣入肺也夫皮肉之水氣非五苓散之可任而小青龍之温散又非内煩者之所宜故製文蛤湯文蛤生於海中而不畏水其能制水可知鹹能補心寒能勝熱其殼能利皮膚之水其肉能止胸中之煩故以為君然陽為陰鬱非汗不解而濕在皮膚又不當動其經絡熱淫於内亦不可發以大温故於麻黄湯去桂枝而加石膏姜

二十三

棗此亦大青龍之變局也其不差者更與五苓散以除未盡之邪若汗出已而腹中痛者更與芍藥湯以和肝脾之氣〇按本論以文蛤一味為散以沸湯和方寸匕服滿五合此等輕劑恐難散濕熱之重邪金匱要畧云渴欲飲水不止者文蛤湯主之審症用方則此湯而彼散故移彼方而補入於此

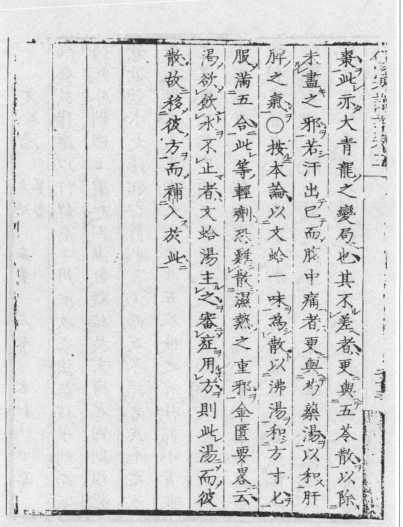

桂枝二麻黄一湯　桂枝湯二分　麻黄湯一分

服桂枝湯後而惡寒發熱如瘧者是本當用麻黄發汗而用桂枝則汗出不徹故也凡太陽發汗太過則轉屬陽明不及則轉屬少陽此雖寒熱往來而頭項強痛未罷是太陽之表尚在故仍在太陽夫瘧因暑邪久留而内着於募原故發作有時日不再作此因風邪泊於營衛動靜無常故一日再發或三度發耳邪氣稽留於皮毛肌肉之間固非桂枝湯之可解已經汗過又不宜麻黄湯之峻攻故取桂枝湯三分之二麻黄湯三分之一合而服之再解其肌微開其表審發汗於不發之中此

又用桂枝後更用麻黄法也後人合為一方者是大背仲景比較二方之輕重偶中出奇之妙理矣

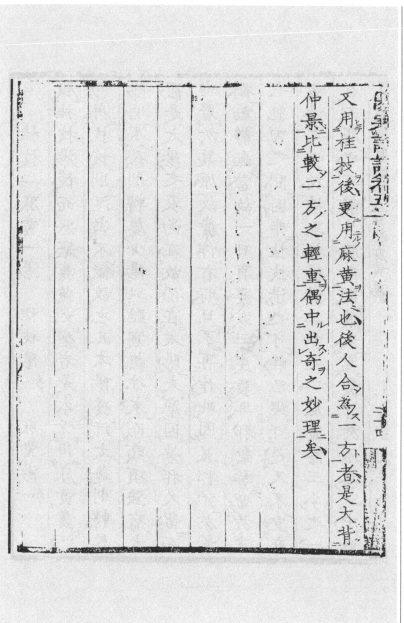

經

桂枝麻黃合半湯 桂枝湯三合 麻黃湯三合

太陽病得之八九日如瘧狀發熱惡寒熱多寒少面有赤色者是陽氣拂鬱在表不得越因前此當汗不汗其身必痒法當小發汗故以麻桂二湯各取三分之一合為半服而急汗之此八九日來正氣已虛表邪未解不可不汗又不可多汗多汗則轉屬陽明不汗則轉屬少陽此欲為從太陽而愈不再作經故立此法耳此與前症大不同前方因汗不如法雖不徹而已得汗故取桂枝二分入麻黃一分合為二升分再服而緩汗之此因未經發汗而病日已久故於二陽各取三合并為六合

頻服而急汗之兩湯相合涇渭分明見仲景用方輕

齊其中更有緩急大小反佐之不同矣原法兩湯各煎

而合服猶水陸之師各有節制兩軍相為表裏異道夾

攻之義也後人算其分兩合為一方與葛根青龍輩何

異

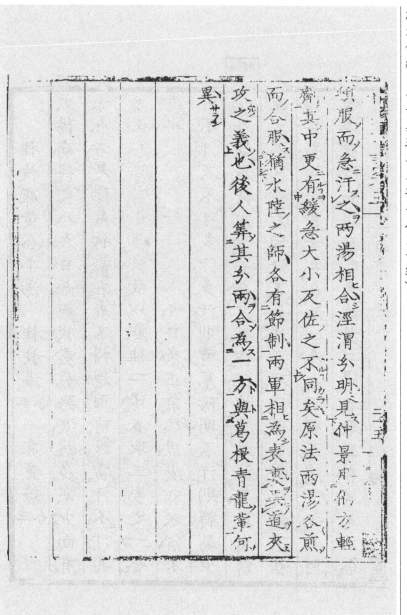

桂枝二越脾一湯

金匱越婢湯　麻黃　石膏　甘草　姜

太陽病，發熱惡寒，熱多寒少，脈微弱者，此無陽也，不可發汗，故立此方。按本論無越婢症，亦無越婢湯，後人取金匱方補之。竊謂仲景言不可發汗，則必不用麻黃；言無陽，是無胃脘之陽，亦不用石膏。古方多有名同而藥不同者，安可循名而不審其實也。此等脈症最多，宜用柴胡桂枝為恰當。

按喻嘉言云：越婢者，石膏之辛涼也。以此兼解其寒，柔緩之性比女婢為過之。夫辛涼之品，豈治寒之劑；而金石之堅重，豈能柔緩如女婢哉？考越婢方比大青龍無

桂枝杏仁與麻黃杏子石膏湯同為涼解表裏之劑立
不用杏仁之苦而用姜棗之辛甘可以治太陽陽明合
病熱多寒少而無汗者猶白虎湯症背微惡寒之類而
不可以治脈弱無陽之症也○按外臺秘要云越脾湯
添此一字便合內經脾不濡脾不能為胃行其津液之
義是脾經不足而無汗者可用此起太陰之津以滋陽
明之液而發汗如成氏所云發越脾氣者是也然必兼
見煩渴之症脈雖不長大浮緩而不微弱者宜之

桂枝加附子湯

太陽病發汗遂漏不止其人惡風小便難四肢微急難以屈伸者此發汗不如法也病在太陽固當發汗然得微似有汗者佳發汗太過陽氣無所止息而汗出不止矣汗多亡陽玄府不蔽風乘虛入故復惡風津液外泄不能潤下故小便難四肢者諸陽之本陽氣者柔則養筋開闔不得寒氣從之故筋急而屈伸不利此離中陽虛不能斂液當用桂枝湯補心之陽陽密則漏汗自止惡風自罷矣坎中陽虛不能制水必加附子以固腎之陽陽固則小便自利四肢自柔矣○漏不止與大汗出

不同服桂枝湯後大汗出而大煩渴是陽陥於裏急當滋陰故用白虎加參以和之用麻黄湯遂漏不止是陽亡於外急當扶陽故用桂枝加附以固之要知發汗之劑用桂枝太過則陽陥於裏用麻黄太過則陽亡於外因桂枝湯有芍藥而無麻黄故雖太汗出而玄府仍能自閉但能使陽盛斷不致亡陽○又與汗出不解者異此發汗汗遂不止是陽中之陽虚不能攝汗所以本經之惡風不除而變症有四肢拘急之患小便難之理故仍用桂枝加附以固太陽衛外之氣也彼發汗汗出不解是陰中之陽虚汗雖出而不徹所以本症之發熱不

陽[illegible]發症見頭眩身振之表心下悸之裏故假真武湯以固坎中真陰之本也○與傷寒自汗條似同而實異脚攣急在未汗前是陰虛此四肢急在發汗後是陽虛自汗因心煩其出徹遂漏因亡陽故不止小便數尚不難惡寒微不若惡風之甚脚攣急尚輕次四肢不利也後用芍藥甘草湯此用桂枝加附子其命劑懸殊矣

傷寒論

芍藥甘草附子湯

發汗而病不解反惡寒其裏虛可知也夫發汗所以逐寒邪故祗有寒去而熱不解者今惡寒比未汗時反甚表雖不解急當救裏矣蓋太陽有病本由少陰之虛不能藏精而為陽之守若發汗以扶陽寒邪不從汗解是又太陽陽虛不能衛外令陰邪得以久留亡陽之兆已見於此仍用姜桂以攻表非以扶陽而反以亡陽矣故於桂枝湯去桂枝姜棗取芍藥收少陰之精甘草緩陰邪之逆加附子固坎中之火但使腎中元陽得位表邪不治而自解矣◎按少陰亡陽之症未曾立方本方恰

與此症相合芍藥止汗收肌表之餘津甘草和中除咽痛而止吐利附子固少陰而招失散之陽温經絡而緩脉中之緊此又仲景隱而未發之旨歟○作芍藥甘草湯治脚攣急因其陰虛此陰陽俱虛故加附子皆治裏不治表之義

桂枝甘草湯

此補心之峻劑也。發汗過多，則心液虛，心氣餒，故心下悸。叉手冒心，則外有所衛；得按，則內有所依。如此不堪之狀，望之而知其虛矣。桂枝本營分藥，得麻黄、生姜，則令營氣外發而為汗，從辛也；得芍藥，則收歛營氣而止汗，從酸也；得甘草，則內補營氣而養血，從甘也。此方用桂枝為君，獨任甘草為佐，以補心之陽，則汗出多者不至於亡陽矣。姜之辛散，棗之泥滯，固非所宜，并不用芍藥者，不欲其苦泄也。甘温相得，氣和而悸自平。與心中悸而煩、心下有水氣而悸者迥別。

茯苓桂枝甘草大棗湯

發汗後心下悸欲得按者心氣虛而不自安故用甘草桂枝湯以補心若臍下悸欲作奔豚者是腎水乘心而上故製此方以瀉腎豚爲水畜奔則昂首疾馳酷肖水勢上攻之象此症因以爲名臍下悸時水氣尚在下焉欲作奔豚之兆而未發也當先其時而急治之君茯苓之淡滲以伐腎邪佐桂枝之甘溫以保心氣甘草大棗培土以制水亢則害者承乃制矣瀾水狀似奔豚而性則柔弱故又名勞水用以先煮茯苓水鬱折之之法雖以諸甘藥投之是制以所畏令一惟下趨耳

桂枝去芍藥生姜新加人參湯

發汗後又見身疼痛是表虛不得更兼辛散故去生姜脉沉為在裏遲為藏寒自當遠斥陰寒故去芍藥惟任甘草大棗以佐桂枝則桂枝當入心養血之任不復為解肌發汗之品矣然不得大補元氣之味以固中則中氣不能遽復故加人參以通血脉則營氣調和而身痛自瘳名曰新加者見表未解者前此無補中法今因脉沈遲故爾始加也此與用四逆湯治身疼脉沈之法同彼在未汗前而脉反沈是內外皆寒故用乾姜生附大辛大熱者協甘草以逐裏寒而表寒自解此在發汗後

傷寒論翼卷三　三十三

而脈沈遲是內外皆虛故用人參之補中益氣者以助桂枝甘草而通血脈是調中以發表之義也此與桂枝人參湯不同者彼因妄下而胃中虛寒故用姜朮表尚協熱故倍桂甘此因發汗不如法亡津液而經絡空虛故加人參胃氣未傷不須白朮胃中不寒故不用乾姜耳是敦厚和平之劑也坊本作加芍藥生姜者悞

桂枝去桂加茯苓白朮湯

服桂枝湯已桂枝症仍在者當仍用桂枝如前法而或妄下之下後其本症仍頭痛項強翕翕發熱而反無汗其變症心下滿微痛而小便不利法當利小便則愈矣

凡汗下之後有表裏症兼見者見其病機向裏即當救其裏症心下滿而不鞕痛而尚微此因汗出不徹有水氣在心下也當問其小便若小便利者病仍在表仍須發汗如小便不利者病根雖在心下而病機實在膀胱由膀胱之水不行致中焦之氣不運營衛之汗反無乃太陽之府病非桂枝症未罷也病不在經不當發汗病

已入府法當利水故於桂枝湯去桂而加苓朮則姜芍即為利水散邪之佐甘棗得效培土制水之功非復辛甘發散之劑矣蓋水結中焦可利而不可散但得膀胱水去而太陽表裏之邪悉除所以與小青龍五苓散不同法經曰血之與汗異名而同類又曰膀胱津液氣化而後能出此汗由血化小便由氣化也桂枝血分藥但能發汗不能利水觀五苓方末云多服煖水出汗愈此云小便利則愈比類二方可明桂枝去桂之理矣今人不審槩用五苓以利水豈不悖哉

桂枝人參湯　桂枝　人參　甘草　乾姜　白朮

葛根黃連黃芩湯　葛根　黃連　黃芩　甘草

太陽病外症未解而反下之遂協熱而利心下痞鞕脈微弱者用桂枝人參湯本桂枝症醫反下之利遂不止其脈促喘而汗出者用葛根黃連黃芩湯二症皆因下後外熱不解下利不止一以脈微弱而心下痞鞕是脈不足而症有餘一以脈促而喘反汗出是脈有餘而症不足表裏虛實當從脈而辨症矣弱脈見於數下後則痞鞕為虛非辛熱何能化痞而軟鞕非甘溫無以止利而解表故用桂枝甘草為君佐以乾姜參朮先煎四味

後内桂枝使和中之力饒而解肌之氣鋭是又於兩解
中行權宜法也桂枝症脈本緩悞下後而反促陽氣重
可知邪束於表陽擾於内故喘而汗出利遂不止者此
暴注下迫屬於熱與脈微弱而協熱利者不同表熱雖
未解而大熱已入裏故非桂枝芍藥所能和亦非厚朴
杏仁所能解矣故得氣輕質重之葛根以解肌而止利
佐苦寒清肅之芩連以止汗而除喘用甘草以和中先
煮葛根後内諸藥解肌之力優而清中之氣鋭又與補
中逐邪之法迥殊矣○上條脈症是陽虚表雖有熱而
裏則虚寒下條脈症是陽盛雖下利不止而表裏俱熱

同一協熱利同是表裏不解而寒熱虚實攻補不同前方用理中加桂枝而冠桂枝於人參之上後方用瀉心加葛根而冠葛根於芩連之首不名理中瀉心者總爲表未解故仍不離解肌之名耳仲景製兩解方神化莫測補中亦能解表涼中亦能散表補中亦能散痞涼中亦能止利若失之毫釐差之千里矣

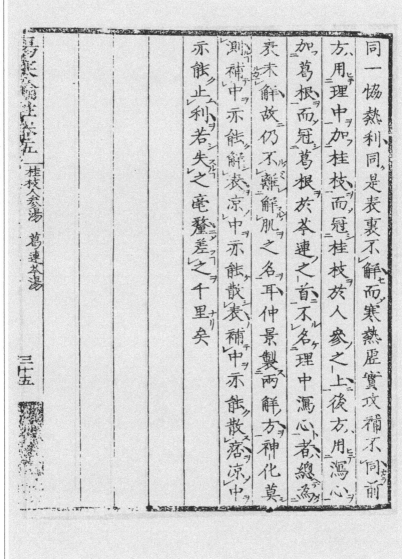

桂枝去芍藥湯

桂枝去芍藥加附子湯

太陽病下之後脈促胸滿者桂枝去芍藥湯主之若更見微惡寒者去芍藥方中加附子主之夫促為陽脈胸滿為陽症然陽盛則促陽虛亦促陽盛則胸滿陽虛亦胸滿此下後脈促而不汗出胸滿而不喘非陽盛也是寒邪內結將作結胸之脈桂枝湯陽中有陰去芍藥之酸寒則陽氣流行而邪自不結即扶陽之劑矣若微見惡寒則陰氣凝聚恐姜桂之力薄不能散必加附子之辛熱為純陽之劑矣仲景於桂枝湯一減一加皆成溫

劑而更有淺深之殊也

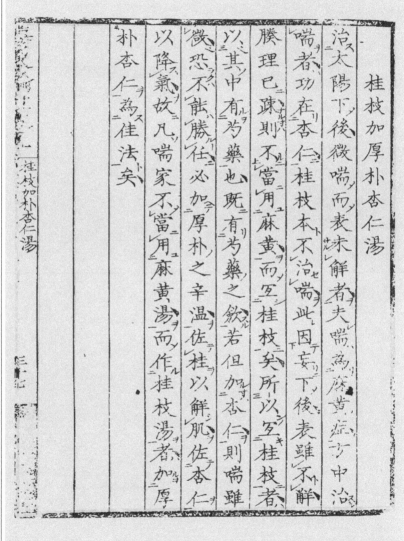

桂枝加厚朴杏仁湯

治太陽下後微喘而表未解者夫喘爲麻黃症方中治喘者功在杏仁桂枝本不治喘此因妄下後表雖不解腠理已疎則不當用麻黃而宜桂枝矣所以宜桂枝者以其中有芍藥也既有芍藥之歛若但加杏仁則喘雖微恐不能勝任必加厚朴之辛温佐桂以解肌佐杏仁以降氣故凡喘家不當用麻黃湯而作桂枝湯者加厚朴杏仁爲佳法矣

桂枝加芍藥湯

桂枝加大黃湯

妄下後外不解而腹滿時痛是太陽太陰併病若大實痛是太陽陽明併病此皆因妄下而轉屬非太陰陽明之本症也脾胃同處中宮位同而職異太陰主出太陰病則穢腐之出不利故腹時痛陽明主納陽明病則穢腐燥結而不行故大實而痛仍主桂枝湯是桂枝症未罷不是治病求本亦不是升舉陽邪仲景治法只舉目前不拘前症如二陽併病太陽症罷但潮熱汗出大便難而譫語者即用大承氣矣此因表症未罷而陽邪

已陷入太陰故倍芍藥以滋脾陰而除滿痛此用陰和陽法也若表邪未解而陽邪陷入於陽明則加大黃以潤胃燥而除其大實痛此雙解表裏法也凡妄下必傷胃氣胃陽虛即陽邪襲陰故轉屬太陰胃液涸則兩陽相搏故轉屬陽明屬太陰則腹滿時痛而不實陰道虛也屬陽明則腹大實而痛陽道實也滿而時痛下利之兆大實而痛是燥屎之徵桂枝加芍藥小試建中之劑桂枝加大黃微示調胃之方

茯苓桂枝白朮甘草湯

治傷寒吐下後心下逆滿氣上沖胸起則頭眩脈沈緊復發汗而動經身為振搖者此太陽轉屬厥陰之症也吐下後既無下利胃實症是不轉屬太陰陽明心下又不痞鞕而逆滿是病已過太陽矣此非寒邪自外而內結乃肝邪自下而上達其氣上沖心可知也下實而上虛故起則頭眩脈因吐下而沈是沈為在裏矣復發汗以攻其表經絡空虛故一身振搖也夫諸緊為寒而指下須當深辨浮沈俱緊者傷寒初起之脈也浮緊而沈不緊者中風脈也若下後結胸熱實而脈沈緊便不得

訖之裏寒此吐下後熱氣上冲更非裏寒之脉矣緊者弦之轉旋浮而緊者名弦是風邪外傷此沈而緊之弦是寒邪内襲凡厥陰為病氣上冲心此因吐下後胃中空虛[illegible]邪因而為患是太陽之轉屬而非厥陰之自病也君以茯苓以清胸中之肺氣則治節出而逆氣自降用桂枝以補心血則營氣復而經絡自和白术培既傷之元氣而胃氣可復甘草調和氣血而營衛以和則頭自不眩而身不振揺矣若粗工遇之鮮不認為真武症

桂枝加桂湯

燒鍼令其汗，鍼處被寒，核起而赤者，必發奔豚。氣從少腹上冲心者，先灸其核上各一壯，乃與此湯。寒氣外束，火邪不散，發爲赤核，是將作奔豚之兆也。從少腹上冲心，是奔豚已發之象也。此因當汗不發汗，陽氣不舒，陰氣上逆，必灸其核以散寒，仍用桂枝以解外，更加桂者，補心氣以益火之陽，而陰自平也。前條發汗後臍下悸，是水邪乘陽虛而犯心，故君茯苓以清水之源。此表寒未解而少腹上冲，是水邪挾陰氣以凌心，故加肉桂以溫水之主。前症已在裏而奔豚未發，此症尚在表而奔脉已發故治有不同○桂枝不足以勝風先刺風池風府復與桂枝以袪風燒針不足以散寒先灸其核與桂枝加桂以散寒皆内外夾攻法又先治其外後治其内之理也桂枝加芍藥治陽邪下陷桂枝更加桂治陰邪上攻只在一味中加分兩不於本方外求他味本方不離之妙如此

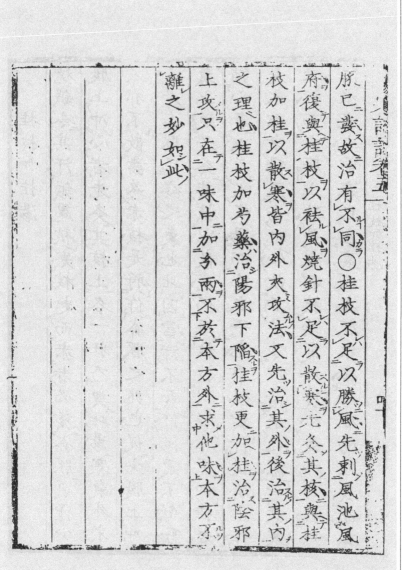

桂枝去芍藥加蜀漆龍骨牡蠣救逆湯

傷寒者寒傷君主之陽也以火迫劫汗并亡君主之陽此為火逆矣蓋太陽傷寒以發汗為主用麻黄發汗是以扶陽用火劫汗猶挾天子以令諸侯權不由主此汗不由心也故驚狂而起卧不安猶芒刺在背之状矣心為陽中之陽太陽之汗心之液也凡發熱自汗出者是心液不收桂枝方用芍藥以收之此因迫汗津液既亡無液可歛故去芍藥加龍骨牡蠣者是取其鹹以補心重以鎭怯澀以固脫故曰救逆也且去芍藥之酸則肝家得辛甘之補加龍骨牡蠣之鹹腎家既有既濟之力

此七虛則補母之法又五行兼制之理矣蜀漆未詳若云
常山之苗則謬

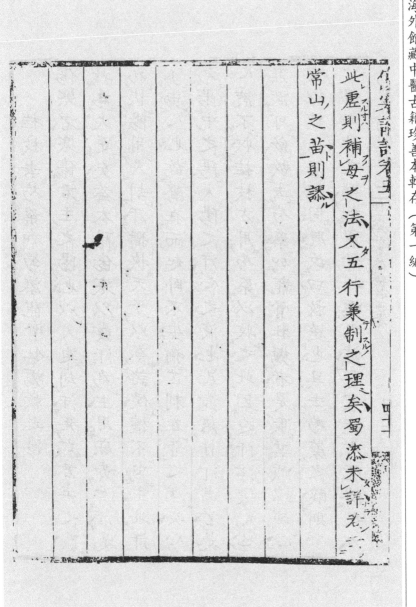

桂枝甘草龍骨牡蠣湯

火逆又下之，因燒針而煩躁，即驚狂之漸也。急用桂枝甘草以安神，加龍骨牡蠣以救逆。比前方簡而切當。近世治傷寒者，無火熨之法，而病傷寒者多煩躁驚狂之變，大抵用白虎承氣輩作有餘治之。然此症屬實熱者固多，而屬虛寒者間有，則温補安神之法不可廢也。更有陽盛陰虛而見此症者，當用炙甘草加減，用棗仁遠志茯苓當歸等味，又不可不擇。

桂枝附子湯　桂枝　附子　甘草　生姜　大棗

桂枝附子去桂心白朮湯

治傷寒八九日，風濕相搏，身體煩疼，不能轉側，不嘔不渴，脈浮虛而濇者。若其人大便鞕，小便自利，去桂加白朮。○按桂枝附子湯即桂枝去芍藥加附子湯也。彼治下後脈促胸滿而微惡寒，是病在半表，仍當從桂枝為君，加附子為佐。此風寒濕相合而相搏於表，當從君君臣臣之制，則桂附並重可知。舊本兩方分兩相同，悞亦甚矣。夫脈浮為風，濇為虛，浮而濇，則知寒之不去而濕之相兼也。風寒濕三氣合至，合而成痺，故身體煩疼而不能輾側病只在表而不在内桂枝能驅風散寒而勝濕故重其分兩配附子之辛熱率甘草姜棗以主之三氣自平營衛以和矣若其人又兼裏氣不和大便反鞕小便反利者此非胃家實乃脾家虛也益脾家實腐穢當自去此濕流肌肉因脾土失職不能制水故大便反見燥化不嘔不渴是上焦之化源清故小便自利濡濕之地風氣常存故風寒相搏而不解耳病本在脾法當培土以勝濕而風寒自解故君白朮以代桂枝白朮專主健脾脾虛則濕勝而不運濕流於内故使大便不實濕流於表更能使大便不濡脾健則能制水水在内能

使下輸膀胱而大便實水在外能使還入胃中而大便
濡故方末云初服其人身如痺三服盡其人如冒狀此
以朮附并走皮肉逐水氣未得除故使然耳法當加桂
四兩此本一方二法以大便鞕小便自利去桂也以大
便不鞕小便不利當加桂因桂枝治上焦[illegible]便
利是中焦不治故去桂服湯已濕反入胃故大便不鞕
小便不利是上焦不治故仍須加桂蓋小便由於上焦
之氣化而後膀胱之藏者能出也內經曰風氣勝者為
行痺寒氣勝者為痛痺濕氣勝者為着痺此身痛而不
能轉側是風少而寒濕勝必賴附子雄壯之力以行痺

氣不着然附子治在下焦故必同桂枝始能令在表之卑菊散同白朮又能令在表之脾氣内行故桂枝附子[illegible]是上下二焦之表劑去桂加白朮湯是中下二焦之表劑附子白朮湯仍加桂枝是通行三焦之表劑也是以一方三法也世以仲景方法分而動稱一百一十三方三百九十七法不知從何處而起

甘草附子湯　甘草　附子　白朮　桂枝

治風濕相搏骨節疼痛不得屈伸近之則痛劇汗出短氣小便不利惡風不欲去衣或身微腫者此即桂枝附子湯加白朮去姜棗者也前症得之傷寒有表無裏此症因於中風故兼見汗出身腫之表短氣小便不利之裡此內經所謂風氣勝者為行痺之症也然上焦之化源不清總因在表之風濕相搏故於前方仍重用桂枝而少減朮附去姜棗者以其短氣而辛散濕泥之品非所宜耳

大陷胸丸　大黄　芒硝　杏仁　葶藶　甘遂

大陷胸湯　大黄　芒硝　甘遂

病發於陽而反下之邪入於胃中與不得為汗之水氣結而不散心中硬滿因名結胸然結胸一症有只在太陽部分者有兼病陽明者此或丸或湯有輕重緩急之不同也結在太陽部分故身無大熱但頭汗出項亦強如柔痓狀寸脈浮關脈沉是病在上焦因氣之不行致水之留結耳夫胸中者太陰之都會宗氣之所主故名氣海太陽為諸陽主氣氣為水母氣清則水精四布氣熱則水濁而壅瘀矣此水結因於氣結用杏仁之苦溫

以開胸中之氣氣降則水下矣氣結因於熱邪用葶藶
之大寒以清氣分之熱源清而流潔矣水結之所必成
窠臼甘遂之苦辛所以直達其窠臼也然太陽之氣化
不行於胸中則陽明之胃府亦因熱而成實必假大黃
芒硝小其制而為丸和白蜜以緩之使留戀於胸中過
一宿乃下卽解心胸之結滯又保腸胃之無傷此太陽
裡病之下法是以攻劑為和劑者也其從病陽明漸因
水結於胸上焦不通則津液不下無以潤腸胃於五六
日不大便因而舌乾口渴日晡潮熱是陽明亦受病矣
心下至小腹鞕滿而痛不可近脈沈緊者此水邪結於

心胸而熱邪實於腸胃用甘遂以瀉太陽之水硝黃以攻陽明之實湯以蕩之是為兩陽表裏之下法也二方比大承氣更峻治水腫痢疾之初起者甚捷然必視其人之壯實者施之如平素虛弱或病後不任攻伐者當念虛虛之禍

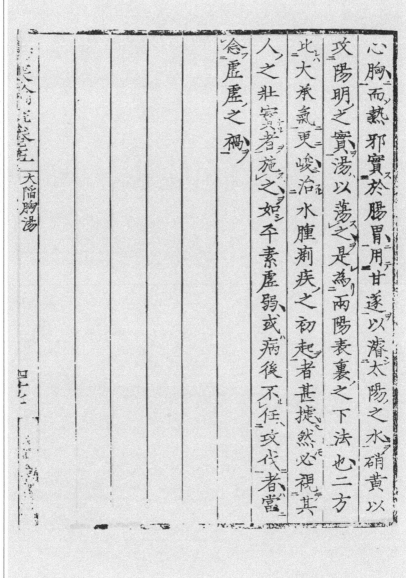

小陷胸湯　黃連　半夏　瓜蔞實

熱入有淺深，結胸分大小。心腹硬痛，或連小腹不可按者，為大結胸，此土燥水堅，故脈亦應其象而沈緊。止在心下，不攻胸腹，按之知痛，不甚硬者，為小結胸，是水與熱結，凝滯成痰，留於膈上，故脈亦應其象而浮滑也。穢物據清陽之位，法當瀉心而滌痰，用黃連除心下之痞實，半夏消心下之痰結，寒溫並用，溫熱之結自平。瓜蔞實色赤形圓，中含津液，法象於心，用以為君，助黃連之苦，且以滋半夏之燥，洵除煩滌痰、開結寬胸之劑，雖同名陷胸，而與攻利水穀之方懸殊矣。○大小青龍攻

傷寒論注卷五　小陷胸湯　四十八

太陽之表有水火之分大小陷胸攻太陽之裏有痰飲之別不獨以輕重論也

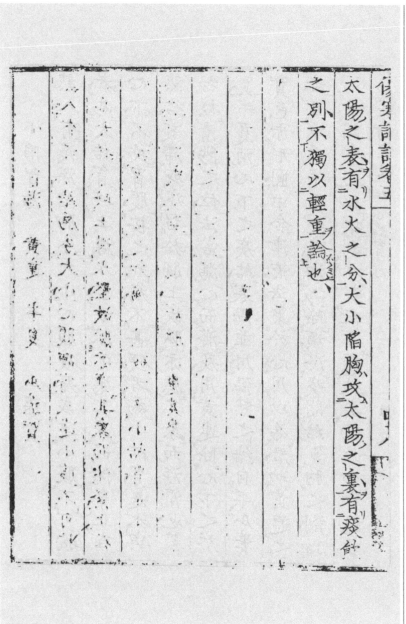

生姜瀉心湯　人参　甘草　黄連　黄芩　乾姜　半夏

此小柴胡湯去柴胡加乾姜黄連又即黄連湯去桂易芩

傷寒汗出外已解胃中不和心下痞鞕乾嘔食臭脇下有水氣腹中雷鳴下利者是陽不足而陰乗之也凡外感風寒而陽盛者汗出不解多轉屬陽明而成胃實此心下痞鞕而下利者病雖在胃不是轉屬陽明下利不因悞下陽鳴而不滿痛又非轉屬太陰矣夫心為陽中太陽則心下是太陽之宮城而心下痛是太陽之裏也君主之火用不宣汗出不徹内之水氣不得越[illegible]得散所以痞鞕邪熱不殺穀故乾嘔食臭脇下為少陽

之位太陽之陽氣不盛少陽之相火不支故水氣得支
脇下土虛不能制水水氣從脇入胃泛溢中州故腹中
雷鳴而下利也病勢已在腹中病根猶在心下總因寒
熱交結於内以致胃中不和若用熱散寒則熱勢猖獗
用寒攻熱則水勢橫行法當寒熱並舉攻補兼施以和
胃氣故用芩連除心下之熱乾姜散心下之痞生姜半
夏去脇下之水參甘大棗培腹中之虛因太陽之病爲
在裏故不從標本從乎中治也且芩連之苦必得乾姜
之辛始能散痞人參得甘棗之甘協以保心又君生姜
佐半夏全以辛散甘苦之樞而水氣始散名曰瀉心

以安心也
此與十棗症皆表解而裏不和見心下痞鞕乾嘔下利
然後因於中風之陽邪故外症尚有餘熱是痞鞕下利
係於熱故可用苦寒峻利之劑以直攻之此因於傷寒
之陰邪故內症反有三逆是痞鞕下利屬於虛故當用
寒温兼補之劑以和解之是治病各求其本也○按瀉
心本名理中黃連人參湯此以病在上焦故名瀉心耳
世徒知膀胱爲太陽之裡熱入膀胱爲犯本不知心下
痞鞕爲犯本因有傳足不傳手之診

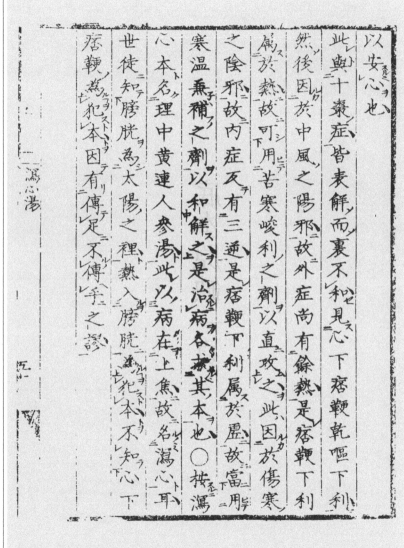

底本原缺一頁

甘草瀉心湯

甘草　黄連　黄芩　乾姜
半夏　大棗

傷寒中風初無下症下之利日數十行完穀不化腹中雷鳴其人胃氣素虛可知則心下痞鞕而滿非有形之結熱以胃中空虛客氣上逆於胃口故乾嘔心煩不得安所云當汗不汗其人心煩耳若認爲實熱而復下之則痞益甚矣本方君甘草者一以瀉心而除煩一以補胃中之空虛一以緩客氣之上逆也倍加乾姜者本以散中宮下藥之寒且以行芩連之氣而消痞鞕佐半夏以除嘔協甘草以和中是甘草得位而三善備乾姜任重而四美具矣中虛而不用人參者以未經發汗熱不

得汗上焦之餘邪未散與用小柴胡湯有胸中煩者去人參同一例也乾嘔而不用生姜者以上焦之津液已亞無滯再散耳此病已在胃亦不曰理中仍名瀉心者以心煩痞硬病在上焦猶未離乎太陽也○心煩是太陽裏症即是陽明之表症故雖胃中空虛完穀不化而不用人參因心煩是胃寔之根太陽轉屬陽明之捷路也凡傷寒中風下利清谷屬於寒下利完谷屬於熱內經所云暴注下迫屬於熱者是也仲景之去人參預以防胃家之實歟

半夏瀉心湯

半夏 乾姜 黄連 黄芩
人參 甘草 大棗

本論云嘔而發熱者小柴胡主之即所云傷寒中風有柴胡症但見一症即是不必悉具者是也又云嘔多雖有陽明症不可攻之可見少陽陽明合病闔從樞轉故不用陽明之三承氣當從少陽之大柴胡上焦得通則津液得下故大柴胡為少陽陽明之下藥也若傷寒五六日嘔而發熱者柴胡湯症而以他藥下之樞機廢弛變症見矣少陽居半表半裏之位其症不全發陽不全發陰故下後變症偏於半表者熱入而成結胸偏於半裏者熱結心下而成痞也結胸與痞同為鞕滿之症當

[illegible]滿而鞕痛為結胸熱實大陷胸下之則痛隨
利減如滿而不痛者為虛熱痞悶宜清火散寒而補虛
[illegible]瀉心湯古即小柴胡去柴胡加黃連乾姜湯也不往
來寒熱是無半表症故不用柴胡痞因寒熱之氣互結
而成用黃連乾姜之大寒大熱者為之兩解且取其苦
先入心辛以散邪耳此痞本於嘔故君以半夏生姜能
散水氣乾姜善散寒氣凡嘔後痞鞕是上焦津液已乾
寒氣留滯可知故去生姜而倍乾姜痛本於心火內鬱
故仍用黃芩佐黃連以瀉心也乾姜助半夏之辛黃芩
協黃連之苦痞鞕自散用參甘大棗者調既瀉之脾胃

且以壯少陽之樞也

內經曰腰以上為陽故三陽俱有心胸之病仲景立瀉心湯以分治三陽在太陽以生姜為君者以未經下而心下成痞雖汗出表解水氣猶未散故微寓解肌之義也在陽明用甘草為君者以兩番妄下胃中空虛其痞益甚故倍甘草以建中而緩客邪之上逆是亦從乎中治之法也在少陽用半夏為君者以誤下而成痞邪已去半表則柴胡湯不中與之又未全入裏則黃芩湯亦不中與之矣未經下而胸脇苦滿是裏之表症用柴胡湯解表心下滿而胸脇不滿是裏之半裏症故製此

湯和裏稍變柴胡半表之治推重少陽半裏之意耳名
瀉心實以瀉胆也

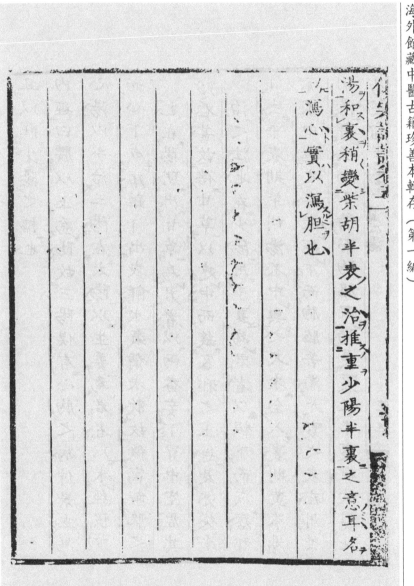

大黄黄連瀉心湯

附子瀉心湯　附子　大黄　黄連　黄芩

治心下痞按之濡其脉關上浮者用大黄黄連瀉心湯心下痞而復悪寒汗出者用附子瀉心湯此皆攻實之劑與前三方名雖同而法不同矣濡者濕也此因妄下汗不得出熱不得越結於心下而成痞胃火熾於內故心下有汗而按之者知其濡濕耳結胸症因病發於陽熱邪留於上焦故其寸脉獨浮而但頭汗出餘處無汗此心下痞因病發於陰熱邪已畜於中焦故其脉獨關上浮而汗但出於心下心下者胃口之氣尺寸不浮而

關上獨浮此浮爲皆實外見之徵不得責之浮爲在表矣子能令母實故心下之痞不解母實而兼瀉其子是又治太陽陽明併病之一法也云瀉心者瀉其實耳熱有虛實客邪內陷爲實積氣自病爲虛黃連苦燥但能解離宮之虛火不能除胃家之實邪非君大黃之勇以蕩滌之則客邪協內實而據心下者漫無出路故用一君一臣以麻沸湯漬其汁乘其銳氣而急下之除客邪須急也夫心下痞而大便鞭者是熱結於中當不惡寒而反惡寒當心下有汗而餘處皆無汗若惡寒已罷因發而復惡寒初無汗今發熱而汗出汗是傷寒之陰邪

不得散而兩陽之熱邪不得舒相搏於心下而成痞也法當佐以附子炮用而別煮以溫其積寒三物生用而取汁欲急於除熱寒熱各製而合服之是又於偶方中用反佐之奇法也夫結熱不速去必成胃家之燥實心下痞不散必轉成爲大結胷此二方用麻沸湯之意歟

仲景瀉心無定法正氣奪則爲虛痞雜用甘補辛散苦泄寒溫之品以和之邪氣盛則爲實痞用大寒大熱大苦大辛之味以下之和有輕重之分下有寒熱之別同名瀉心而命劑不同如此然五方中諸藥味數分兩各有進退加減獨黃連定而不移者以其苦先入心中空

外連能疎通諸藥之寒熱故為瀉心之主劑

旋覆代赭湯

旋覆　代赭　人參　甘草
半夏　生姜　大棗

傷寒發汗若吐若下表解後心下痞鞕噫氣不除者此心氣大虛餘邪結於心下心氣不得降而然也心爲君主寒爲賊邪表寒雖解而火不得位故使閉塞不通乎心下痞鞕君主不安故噫氣不除耳此方乃瀉心之變劑以心虛不可復瀉心故去芩連乾姜輩苦寒辛熱之品心爲太陽通於夏氣旋覆花開於夏鹹能補心而軟痞鞕半夏根成於夏辛能散結氣而止噫二味得夏氣之全故用之以通心氣心本苦緩此爲賊邪傷殘之後而反苦急故加甘草以緩之心本欲收今因餘邪留結

而反欲散故倍生姜以散之虚氣上逆非得金石之重
為之鎮墜則瘀鞕不能遽消而噫氣無由頓止代赭
南方之赤色入通於心堅可除痞重可除噫用以為佐
急治其標也人參大棗補虚於餘邪未平之時預治其
本也扶正驅邪神白安於用其逆以瀉心能保微陽之
不滅哉旋覆半夏作湯調代赭末治頑痰結於胸膈或
涎沫上湧者最佳扶虚者加人參甚効

乾姜黃連黃芩人參湯

治傷寒吐下後食入口即吐此寒邪格熱於上焦也雖不痞鞕而病本於心故用瀉心之半乾姜以散上焦之寒芩連以清心下之熱人參以通格逆之氣而調其寒熱以至和平去生姜半夏者胃虛不堪辛散不用甘草大棗者嘔不喜甘也凡嘔家夾熱者不利於香砂桔半服此方而晏如○妄汗後水藥不得入口是爲水逆妄吐下後食入口即吐是爲食格此肺氣胃氣受傷之別也入口即吐不使少留乃火炎上之象故苦寒倍於辛熱不名瀉心者以瀉心湯專爲痞硬之法耳要知寒熱

相結於心下而成痞鞕寒熱相阻於心下而成捻逆源同而流異也

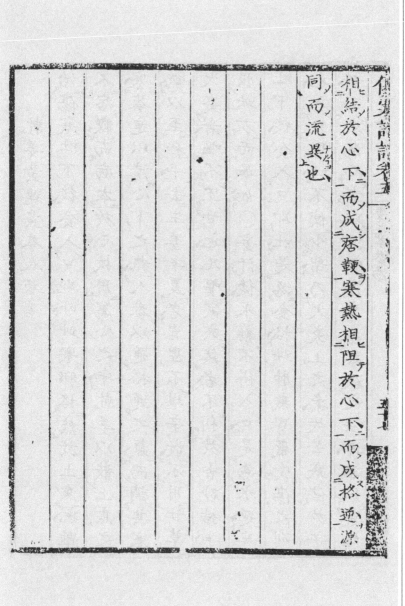

赤石脂禹餘粮湯

下後下利不止與理中湯而痢益甚者是胃脾不固下焦虛脫也夫甘姜參朮可以補中宮大氣之虛而不足以固大腸脂膏之脫故利在下焦者槩不得以理中之理收功矣夫大腸之不固仍責在胃關門之不閉仍責在脾土虛不能制水仍當補土然芳草之氣稟甲乙之化土之所畏必擇夫稟戊土之化者以培土而制水乃克有成石者土之剛也二石皆土之精氣所結味甘歸脾氣沖和而性凝靜用以固隄防而平水土其功勝於草木耳且石脂色赤入丙助火以生土餘粮色黃入戊

定胃而濇腸用以治下焦之標實以培中宮之本也此症土虚而火不虚故不宜於姜附本條云復利不止者當利其小便可知與桃花湯異矣凡下焦虚脱者以二物為本參湯調服最效

抵當湯丸　水蛭　大黄　蝱蟲　桃仁

太陽症六七日而表症仍在陽氣重可知脉當大而反微當浮而反沈沈爲在裏當作結胸之症反不結胸是病不在上焦諸微無陽而其人反發狂者是病不在氣分矣凡陽病者上行極而下是熱在下焦可知下焦不治少腹鞕滿是熱結於膀胱當有癃閉之患而小便反利者是上焦肺家之氣化行經絡之營氣不利也夫知内熱則小便不通此熱結膀胱而小便反利當知小便由肺氣矣凡陽盛者陰必虚氣勝者血必病瘀熱内結於膀胱營血必外溢於經絡營氣傷故脉微而沈瘀血

畜故少腹鞕滿血瘀不行心不得主肝無所藏神魂不安故發狂或身黄而脈沈結者皆由營氣不舒故也只以小便之自利決之則病在血分而不謬矣夫瘀血不去則新血不生營氣不流則五藏不通而死可立待岐伯曰血清氣濇疾瀉之則氣竭焉血濁氣濇疾瀉之則經可通也非得至峻之劑不足以抵其巢穴而當此重任矣蛭昆虫之巧於飲血者也蝱飛虫之猛於吮血者也茲取水陸之善取血者攻之同氣相求耳更佐桃仁之推陳致新大黄之苦寒以蕩滌邪熱名之曰抵當者謂直抵其當攻之所也若雖熱而未狂小腹滿而未鞕

至小其制為丸以緩治之若外証已解少腹結急而其人如狂者是轉屬陽明也用桃仁桂枝於調胃承氣之中以微利之胃和則愈矣或問血得熱則行此何以反結膀胱熱則小便不通此何以反利乎答曰衝脈為血海而位居少腹之上膀胱居小腹之極底膀胱熱而血多則血自下而不蓄膀胱熱而血少則血凝而結於少腹矣水入於胃上輸脾肺下輸膀胱膀胱為州都之官全藉脾肺氣化而津液得出此熱在下焦上中二焦之氣化不病故小便自利也膀胱不利為癃由太陰之不固不約為遺溺由太陰之不攝○仲景製大青龍大柴

胡白虎湯治三陽無形之熱結承氣之熱實是糟粕為患桃仁抵當之實結是畜血為責在有形中又有氣血之分也凡仲景用硝黃是蕩熱除穢不是除血後人專以氣分血分對講悞認糟粕為血竟推大黃為血分藥不知大黃之芳香所以闢脾氣而去腐穢故方名承氣耳若不加桃仁豈能破血非加虻蟲何以攻堅是血劑中又分輕重也凡癥瘕不散久而成形者皆畜血所致今人不求其屬而治之反用三稜等氣分之藥重傷元氣元氣日衰邪氣易結盖謂糟粕因氣行而除瘀血因氣傷而反堅也明知此理則用抵當丸得治癥瘕及

追蟲攻毒之効可用之耳

按水蛭賦體最柔秉性最險暗竊入血而人不知若飲水而誤吞之留戀胃中消耗血液腹中或痛或不痛令人黄瘦而死觀牛肚中有此者必瘦可類推矣蝱蟲之性能高飛而遠舉專吮牛血其形氣猛於蒼蠅觀蒼蠅取人血汗最痛悞食入胃即刻腹痛必瀉出而後止可知飛蟲爲陽病專取營分之血不肯停留胃中與昆蟲之陰毒不同也仲景取蟲蛭今用使蛭亦不得停留胃中且更有大黄以蕩滌之毒物與蓄血俱去而無遺禍然二物以毒攻毒者也若非邪氣固結元氣不虛者

物不可輕用矣

右共四十六方其桂枝加葛根葛根加半夏等最為易曉故不具論如四逆真武等劑乃太陽所借用其方論各歸本位經論列于後

傷寒附翼卷五終

一本堂行餘醫言

六上 黴瘡

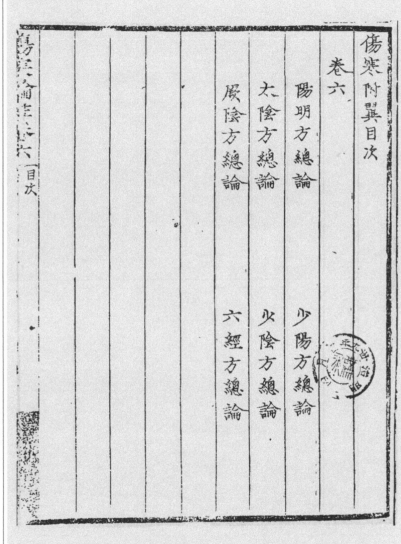

傷寒附翼目次

卷六

傷寒附翼卷六

慈谿　何琴　韵伯編

崑山　馬中驊驤北較

陽明方總論

陽明之病在胃實當以下為正法矣然陽明居中諸病咸臻故治法悉具如多汗無汗分麻黄桂枝在胸在腹分瓜蒂梔豉初鞕燥堅分大小承氣即用汗吐下三法亦有輕重淺深之不同也若大煩大渴而用白虎瘀血發黄而用茵陳小便不利而用猪苓停飲不散而用五

苓食穀欲吐而用茱萸等法莫不各有差等以甚辭之
發汗是先着湧吐是要着消火是穩着利水是問着溫
補是急着攻下是末着病至於攻下無別着矣故汗之
得法他着都不必用其用吐法雖是奇着已是第二手
矣他着都非正着惟攻下為煞着亦因從前之失着也
然諸法皆因清火而設則清火是陽明之上着與

梔子豆豉湯　梔子甘艸豆豉湯

梔子生姜豆豉湯　梔子厚朴湯　梔子　厚朴　枳實

梔子乾姜湯　梔子蘗皮湯　梔子　蘗皮　甘草

此陽明半表裡湧泄之和劑也少陽之半表是寒半裡是熱而陽明之熱自內達外有熱無寒故其外症身熱汗出不惡寒反惡熱身重或目痛鼻乾不得眠其內症咽燥口苦舌胎煩躁渴欲飲水心中懊憹腹滿而喘此熱半在表半在裏也脈雖浮緊不得為太陽病非汗劑所宜又病在胸腹而未入胃府則不當下法當湧泄以吐其邪梔子苦能泄熱寒能勝熱其形象心又赤色通

心故主治心中上下一切症豆形象腎又黑色入腎製
而溢發輕浮上行能使心胸之濁邪上出於口一吐而
心腹得舒表裡之煩熱悉除矣所以然者二陽之病發
心脾已上諸症是心熱不是胃家熱即本論所云有熱
屬臟者攻之不令發汗之謂也若夫熱傷氣者少氣加
甘草以益氣虛熱相搏者多嘔加生姜以散邪此可為
夾屎者立法也若素有宿食者加枳實以降之地道不
通者如大黃以潤之此可為實熱者立法也并和用以
治太陽差後勞復之症誤甚矣如吳下後而心煩腹滿
起卧不安者是熱已入胃便不當吐故去香豉心熱未

解不了更下故只用梔子以除煩佐枳朴以泄滿此兩解心腹之妙是小承氣之變局也或以丸藥下之心中微煩外熱不去是知寒氣留中而上焦留熱故任梔子以除煩用乾姜逐內寒以散表熱此甘草瀉心之化方也若因於傷寒而肌肉發黃者是寒邪已解而熱不得越當兩解表裏之熱故用梔子以除內煩栢皮以散外熱佐甘草以和之是又茵陳湯之輕劑矣此皆梔豉湯加減以禦陽明表症之變幻者夫梔子之性能屈曲下行不是上湧之劑惟豉之腐氣上薰心肺能令人吐耳觀瓜蒂散必用豉汁和服是吐在豉而不在梔矣觀矣

矣字恐衍

子乾姜湯去豉用姜，是取其橫散；梔子厚朴湯以枳朴易豉，是取其下泄，皆不欲上越之義。舊本二方後俱云得吐止後服，豈不謬哉！觀梔子柏皮湯與茵陳湯方中俱有梔子，俱不言吐，又病人舊微溏者不可與，則梔子之性自明矣。

瓜蒂散　瓜蒂　赤小豆　香豉

此陽明湧泄之峻劑治邪結於胸中者也胸中為清虛之府三陽所受氣營衛所由行寒邪凝結於此胃氣不得上升內熱不得外達以致痞鞕其氣上衝咽喉不得息者此寒格於上也寸脈微浮寒束於外也此寒不在營衛非汗法所能治因得酸苦湧泄之品因而越之上焦得通中氣得達胸中之陽氣復肺氣之治節行痞鞕可得而消也瓜蒂色青象東方甲木之化得春升生發之機能提胃中陽氣以除胸中之寒熱為吐劑中第一品然其性走而不守與梔子之守而不走者異故必得

穀氣以和之赤小豆形色象心甘酸可以保心氣黑豆
形色象腎性本沉重熾熬而使輕浮能令腎家之精氣
交於心胸中之濁氣出於口作爲稀糜調服二味雖快
吐而不傷神奏功之捷勝於汗下矣前方以梔子配豉
此方以赤豆配豉皆以形色取其心腎合交之義若夫
心中溫溫欲吐復不吐始得之手足寒脈弦遲者以不
腹滿不得爲太陰病但以欲寐而知其爲少陰病不在
上焦而在胸中亦有可吐之理矣夫病在少陰當補無
瀉而亦有可吐可下之法者以其實也實在胸中可吐
實在胃府當下此皆少陰陽明合併之病是吐下二法

仍屬陽明也如病人手足厥冷脈乍緊心下滿而煩似

不能食者是厥陰陽明合病病本發於厥陰而實邪結

於陽位急則治其標亦當以陽明湧吐之法矣餘義見

製方大法

甘草乾姜湯　芍藥甘草湯

二方為陽明半表半裏症悞服桂枝之變症而設也桂枝湯本為中風自汗而設若陽明病汗出多微惡寒而無裏症者為表未解故可用桂枝湯發汗其脈遲猶中風之緩與脈浮而弱者同義若但浮之脈在太陽必無汗在陽明必盜汗出則傷寒之脈浮而自汗出者是陽明之熱淫於內而非太陽之浮為在表矣心煩是邪中於膺心脈絡小腸心煩則小腸亦熱故小便數微惡寒而脚攣急知惡寒將自罷趺陽脈因熱甚而血虛筋急故脚攣也此病在半表半裏服桂枝湯而可愈及用桂

枝攻表汗多所以亡陽胃脘之陽不至於四肢故厥冷陽不歸其部故咽中乾嘔吐逆而煩躁也勢不得不用熱因熱用之法救桂枝之誤以回陽然陽亡實因於陰虛而無所附又不得不用益津斂血之法以滋陰故與甘草乾姜湯而厥愈更與芍藥甘草湯脚伸矣其芍藥酸寒可以止煩斂自汗而利小便甘草甘平可以解煩和肝血而緩筋急是又內調以解外之一法也

仲景回陽每用附子此用乾姜甘草者正以見陽明之治法夫太陽少陰所謂亡陽者先天之元陽也故必用附子之下行者回之以陰引陽也陽明所謂亡陽者

天胃脘之陽也取甘草乾姜以回之從乎亡也温桂枝之性辛散走而不守即佐以芍藥尚能亡陽乾姜之味苦辛守而不走故君以甘草便能回陽然先丟太少之陽不易回回則諸症悉解後天陽明之陽雖易回既回而前症仍在變症又起故更作芍藥甘草湯繼之蓋脾主四肢胃主津液陽盛陰虛脾不能為胃行津液以灌四旁故足攣急用甘草以生陽明之津芍藥以和太陰之液其脚即伸此亦用陰和陽法也或因姜桂之遺熱致胃熱而譫語少與調胃承氣以和之伏硝黄以對待姜桂仍不失為陽明從乎中治之法只以兩陽合明之

位氣血俱多之經故不妨微寒之而微利之與他經亡
陽調理不同耳○甘草乾姜湯得理中之半取其守中
不須其補中芍藥甘草湯減桂枝之半用其和裡不取
其攻表是仲景加減法之隱而不宜者

白虎加人參湯

石膏 知母 甘草 粳米 人參

外邪初解結熱在裏表裏俱熱脈洪大汗大出大煩大渴欲飲水數升者是陽明無形之熱此方乃清肅氣分之劑也蓋胃中糟粕燥結宜苦寒壯水以奪土若胃口清氣受傷宜甘寒瀉火而護金要知承氣之品直行而下泄如胃家未實而下之津液先亡反從火化故妄下之後往往反致胃實之眚內經所謂味過於苦脾氣不濡胃氣反厚者是已法當助脾家之濕土以制胃家燥火之上炎經曰甘先入脾又曰以甘瀉脾又曰脾氣散津上歸於肺是甘寒之品乃土中瀉火而生津液之上

劑也石膏大寒寒能勝熱味甘歸脾性沉而主降已備秋金之體色白通肺質重而含津已具生水之用知母氣寒主降味辛能瀉泄肺火而潤腎燥滋肺金生水之源甘草土中瀉火緩寒藥之寒用為舟楫沉降之性始得留連於胃粳米稼穡作甘培形氣而生津血用以奠安中宮陰寒之品無傷脾損胃之慮矣飲入於胃輸脾歸肺水精四布煩渴可除也更加人參者以氣為水母邪之所湊其氣必虚陰虚則無氣此大寒劑中必得人參之力以大補真陰陰氣復而津液自生也若壯盛之人元氣未傷津液未竭不大渴者只須滋陰以抑陽不

必加參而益氣若元氣已虧者但用純陰之劑火去而氣無由生惟加人參則火瀉而土不傷又使金能得流斯立法之盡善歟此方重在煩渴是熱已入裏若傷寒脈浮發熱無汗惡寒表不解者不可與若不惡寒而渴者雖表未全解如背微惡寒時惡風者亦用之若無汗煩渴而表不解者是麻黃杏子甘草石膏症若小便不利發熱而渴欲飲水者又五苓豬苓之症矣若太陽陽明之瘧熱多寒少口燥舌乾脈洪大者雖不得汗用之反汗出而解陶氏以立夏後立秋前天時不熱為拘悞人尤甚烏知方因症立非為時用藥也

竹葉石膏湯

竹葉 石膏 人參 甘草 半夏 麥冬 粳米

此加減人參白虎湯也。三陽合病，脈浮大在關上，但欲睡而不得眠，合目則汗出，宜此主之。若用於傷寒解後虛羸少氣、氣逆欲吐者，則謬之甚矣。三陽合病者，頭項痛而胃家實，口苦咽乾目眩者是也。夫脈浮為陽，大為陽，是三陽合病之常脈。今在關上，病機在肝胃兩部矣。凡胃不和則臥不安，如肝火旺則上走空竅，亦不得睡。夫腎主五液，入心為汗，血之與汗，異名同類，是汗即血也。心主血而肝藏血，人臥則血歸於肝，目合而汗出者，肝有相火，竅閉則火無以泄，血不得歸肝，心不得主血

故發而為汗此汗不由心故名之為盜汗耳此為肝昔
故用竹葉為肝藥以其東方之青色入通於肝大寒
之氣足以瀉肝家之火用麥冬佐人參以通血脈佐白
虎以回津所以止盜汗耳半夏稟一陰之氣能通行陰
之逆其味辛能散陽蹻之滿用以引衛氣從陽入陰陰
陽通其臥立至其汗自止矣其去知母者何三陽合病
而遺尿是肺氣不收致少陰之津不升故藉知母以上
滋之太陰知母外皮毛而內白潤肺之潤藥也此三陽
合病而盜汗出是肝火不寧令少陰之精妄泄既不可
復濡少陰之津又不可再泄皮毛之澤故用麥冬以代

之歟

茵陳蒿湯

茵陳　梔子　大黄

太陽陽明倶有發黄症但頭汗而身無汗則熱不外越小便不利則熱不下泄故瘀熱在裏而渴飲水漿然黄有不同症在太陽之表當汗而發之故用麻黄連翹赤豆湯為凉散法症在太陽陽明之間當以寒勝之用梔子栢皮湯乃清火法症在陽明之裏當瀉之於内故立本方是逐穢法茵陳秉北方之色經冬不凋傲霜凌雪歷遍冬寒之氣故能除熱邪留結佐梔子以通水源大黄以除胃熱令瘀熱以小便而泄腹滿自減腸胃無傷

仍合引而竭之之義亦陽明利水之奇法也
仲景治陽明渇飲有四法本太陽轉屬者五苓散微發
汗以散水氣大煩燥渇小便自利者白虎加參清火而
生津脉浮發熱小便不利者猪苓湯滋陰而利水小便
不利腹滿者茵陳湯以泄滿令黄從小便出病情不同
治法亦異矣竊思仲景利小便必用化氣之品通大便
必用承氣之味故小便不利者必加茯苓甚者兼用猪
苓因二苓為化氣之品而小便由於氣化矣此小便不
利不用二苓者何本論之陽明病汗出多而渇者不可
與猪苓湯以汗多胃中燥猪苓復利小便故也斯知陽

明病汗出多而渴者不可用則汗不出而渴者津液先虛更不可用明矣故以推陳致新之茵陳佐以屈曲下行之梔子不用枳朴以承氣與芒硝之峻利則大黃但可以潤胃燥而大便之遲行可知故必一宿而腹始減黃以小便去而不由大腸仲景立法神奇匪夷所思耳

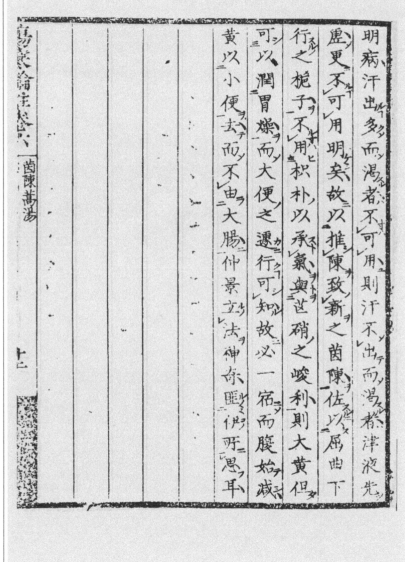

大承氣湯　大黄　芒硝　枳實　厚朴

小承氣湯　大黄　枳實　厚朴

治陽明實熱地道不通燥屎為患其外症身熱汗出不惡寒反惡熱日晡潮熱手足濈濈汗出或不了了其內症六七日不大便初欲食反不能食腹脹滿繞臍痛煩躁譫語發作有時喘冒不得臥腹中轉矢氣或咽燥口乾心下痛自利純清水或汗吐下後熱不解仍不大便或下利譫語其脈實或滑而數者大承氣湯主之如大便不甚堅燥者小承氣湯和之如大便燥鞕而證未劇者調胃承氣湯和之若汗多微發熱惡寒未罷腹未

滿熱不潮屎未堅鞕初鞕後溏其脈弱或微滿者不可用夫諸病皆因於氣穢物之不去由於氣之不順故攻積之劑必用行氣之藥以主之亢則害承乃制此承氣之所由又病去而元氣不傷此承氣之義也夫方分大小有二義焉厚朴倍大黃是氣藥爲君名大承氣大黃倍厚朴是氣藥爲臣名小承氣味多性猛製大其服欲令泄下也因名曰大味少性緩製小其服欲微和胃氣也故名曰小二方煎法不同更有妙義大承氣用水一斗先煮枳朴煮取五升内大黃煮取二升内硝服盞大黃爲性生者鋭而先行熟者氣純而和緩仲景欲使芒

硝先化燥屎大黄繼通地道而後枳朴除其痞滿且用
大劑者正以急於攻下也若小承氣則三物同煎不分
次第而服只四合此求地道之通故不用芒硝之峻且
而用大黄之鋭矣故稱為微和之劑

調胃承氣湯　大黄　芒硝　甘草

此治太陽陽明併病之和劑也因其人平素胃氣有餘
故太陽病三日其經未盡即欲再作太陽經發汗而外
熱未解此外之不解由於裏之不通故太陽之頭項強
痛雖未除而陽明之發熱不惡寒已外見此不得執太
陽禁下之一説坐視津液之枯燥也少與此劑以調之

但得胃氣一和必自汗而解是與針足陽明同義而用法則有在經在府之別矣不用氣藥而立名承氣者謂胃即所以承氣也經曰平人胃滿則腸虛腸滿則胃虛更虛更實故氣得上下今氣之不行由胃家之熱實必用硝黃以濡胃家之糟粕而氣得以下同甘草以生胃家之津液而氣得以上推陳之中便寓致新之義一攻一補調胃之法備矣胃調則諸氣皆順故亦得以承氣名之前輩見條中無燥屎字便云未堅硬者可用不知此方專為燥屎而設故芒硝分兩多於大承氣因病不在氣分故不用氣藥耳古人用藥分兩有輕重煎服有

法度粗工不審其立意故有三一承氣之說豈知此方全在服法之妙少少服之是不取其勢之銳而欲其味之留中以濡潤胃府而存津液也所云太陽病未罷者不可下又與若欲下之互調胃承氣湯合觀之治兩陽併病之義始明矣白虎加人參是於清火中益氣調胃用甘草是於攻實中慮虛

桃仁承氣湯

桃仁　大黃　芒硝　甘草

桂枝

治太陽病不解熱結膀胱小腹急結其人如狂此畜血也如表症已罷者用此攻之夫人身之經營於內外者氣血耳太陽主氣所生病陽明主血所生病邪之傷人

也先傷氣分繼傷血分氣血交併其人如狂是以太陽陽明併病所云氣留而不行者氣先病也血壅而不濡者血後病也若太陽病不解熱結膀胱乃太陽隨經之陽熱瘀於裏致氣流不行是氣先病也氣者血之用氣行則血濡氣結則血畜氣壅不濡是血亦病矣小腹者膀胱所居也外鄰衝脈內隣於肝陽氣結而不化則陰血畜而不行故少腹急結氣血交併則魂魄不藏故其人如狂治病必求其本氣留不行故君大黃之走而不守者以行其逆氣甘草之甘平者以調和其正氣血結而不行故用芒硝之鹹以軟之桂枝之辛以散之桃仁

之苦以泄之氣行血濡則小腹自舒神氣自安矣此又承氣之變劑也此方治女子月事不調先期作痛與經閉不行者最佳

蜜煎方　猪胆汁

經曰外者外治内者内治然外病必本於内故薛立齋於外科悉以内治故仲景於胃家實者有蜜煎胆導等法蜂蜜釀百花之英所以助太陰之開胆汁聚苦寒之津所以潤陽明之燥雖用甘用苦之不同而滑可去着之理則一也惟求地道之通不傷脾胃之氣此為小便自利津液内竭者設而老弱虚寒無内熱症者最宜

傷寒論註卷二　卅

少陽方総論

六經各有提綱，則應用各有方法。如太陽之提綱主表，法當汗解，而表有虛實之不同，故立桂枝、麻黃二法。陽明提綱主胃實，法當下解，而實亦有微甚，故分大小承氣。少陽提綱有口苦、咽乾、目眩數症，法當清火，而火有虛實。若邪在半表，則製小柴胡以解虛火之遊行，大柴胡以解相火之熱結，此治少陽寒熱往來之二法也。若邪入心腹之半裏，則有半夏瀉心、黃連、黃芩等劑并和搜採仲景舊論，錄其對症真方，擬防世急。於少陽、太陰二經不錄一方，因不知少陽症，故不知少陽方乎

小柴胡湯

柴胡　人參　黄芩　甘草　半夏　姜棗

此為少陽樞機之劑和解表裏之總方也少陽之氣遊行三焦而司一身腠理之開闔血弱氣虛腠理開發邪氣因入與正氣相搏邪正分爭故往來寒熱與傷寒頭疼發熱而脈弦細中風兩無關者皆是虛火遊行於半表故取柴胡之輕清微苦微寒者以解表邪而以人參之微甘微温者預補其正氣使裏氣和而外邪勿得入也其口苦咽乾目眩目赤頭汗心煩舌胎等症皆虛火遊行於半裏故用黄芩之苦寒以清之即用甘棗之甘以緩之亦以堤防三陰之受邪也太陽傷寒則嘔逆中

風則乾嘔此欲嘔者邪正相搏於半裏故欲嘔而不逆
脇居一身之半為少陽之樞邪結於脇則樞機不利所
以胸脇苦滿默默不欲食也引用姜半之辛散以佐
柴芩而逐邪以行甘棗之泥滯可以止嘔者即可以
泄滿矣夫邪在半表勢已向裏未有定居故有或為之
證所以方有加減藥無定品之可拘也若胸中煩而不
嘔者去半夏人參恐其助煩也若煩而嘔者則人參可
去而半夏不得不用矣加栝蔞實者取其苦寒降火而
除煩也若渴者是元氣不足而津液不生去半夏之辛
燥再加人參以益氣而生津液更加栝蔞根之苦寒者

外陰液而上滋也若腹中痛者雖相火為患恐黃芩之苦轉屬於太陰故易芍藥之酸以瀉木若邪結於脇下而痞鞕者去大棗之甘能助滿加牡蠣之鹹以軟堅也若心下悸小便不利者是為小逆然黃芩之寒轉屬於少陰故易茯苓之淡滲而利水若內不渴而外微熱者是裏氣未傷而表邪未解不可補中故去人參加桂枝之辛散温覆而取其微汗若欬者是相火迫肺不可益氣故去人參所謂肺熱還傷肺者此也○凡發熱而欬者重在表故小青龍於麻桂細辛中加乾姜五味此往來寒熱而欬者重在裏故并去姜棗之和營衛者而加

乾姜之苦辛以從治相火上逆之邪五味之酸以收肺
金耗散之氣也合而觀之但顧邪氣之散而正氣無傷
此製小柴胡之意歟是方也與桂枝湯相倣而柴胡之
解表遜於桂枝黄芩之清裏重於芍藥姜棗甘草役行
辛甘發散之常而人參甘温已示虚火可補之義且去
滓再煎之法又與他劑不同粗工恐其閉住邪氣妄用
柴芩而屏絶人參所以夾虚之症不能奏功反以速斃
也〇按本方七味柴胡主表邪不解甘草主裏氣不調
五物皆在進退之列本方若去甘草便名大柴胡若去
柴胡便名瀉心黄芩黄連等湯矣前輩皆推柴胡爲主

治盧氏又以柴胡之主半表配半夏為主治皆未審本方加減之義耳○本方為脾家虛熱四時瘧疾之聖藥餘義詳少陽病解製方大法

大柴胡湯

柴胡　黃芩　半夏　芍藥　枳實　姜棗

傷寒發熱汗出不解十餘日結熱在裏心下痞鞕嘔吐下利復往來寒熱或妄下後柴胡症仍在與小柴胡湯嘔不止心下急鬱鬱微煩者此皆少陽半表裏氣分之症此方是治三焦無形之熱邪非治胃府有形之實邪也其心下急煩痞鞕是病在胃口而不在胃中結熱在裏不是結實在胃因不屬有形故十餘日復能往來寒

熱若結實在胃則蒸蒸而發熱不復知有寒矣因往來寒熱故倍生姜佐柴胡以解表結熱在裏故去參甘加枳芍以破結條中並不言及大便鞕而且有下利症仲景不用大黃之意曉然後人因有下之二字妄加大黃以傷胃氣非大謬乎妄作傷寒書者亦不知憑脈辨症以用大黃以從合仲景方為得意如加甘草於大承氣中而名三一承氣加柴芩芍藥於承氣中而名六一順氣以為可以代三承氣大柴胡大陷胸等湯竟不審仲景方分大小藥分表裏設法命劑當因病人病機變遷輕重耳豈聖賢之立方不精也須爾輩更改乎○大小

柴胡俱是兩解表裏之劑大柴胡主降氣小柴胡主調氣調氣無定法故小柴胡除柴胡甘草外皆可進退降氣有定局故大柴胡無加減法也後人每方俱有加減豈知方者哉

柴胡桂枝乾姜湯

柴胡　桂枝　乾姜　黃芩　甘草　牡蠣　栝蔞根

傷寒五六日發汗不解尚在太陽界反下之胸脇滿微結是繫在少陽矣此微結與陽微結不同陽微結對純陰結言是指結實在胃此微結對大結胸言是指胸脇痞鞕小便不利者因下後下焦津液不足也以為三陽之命陽氣不得降故但頭汗出半表半裏之寒邪未解

上下二焦之邪熱已甚故往來寒熱心煩耳此方全從柴胡加減心煩不嘔不渴故去半夏之辛溫加栝蔞根以生津胸脇滿而微結故減大棗之甘滿加牡蠣之鹹以軟之小便不利而心下不悸是無水可利故不去黃芩不加茯苓雖渴而太陽之餘邪不解故不用參而加桂生姜之辛易乾姜之溫苦所以散胸脇之滿結也初服煩即微者黃芩瓜蔞之効繼服汗出周身內外全愈者姜桂之功小柴胡加減之妙若無定法而實有定局矣更其名曰柴胡桂枝乾姜以柴胡症具而太陽之表猶未解裏已微結須此桂枝解表乾姜解結以佐柴胡

之不及耳

柴胡桂枝湯　柴胡　桂枝　人參　甘草　半夏　黃芩　芍藥　大棗　生姜

柴桂二湯皆調和表裏之劑桂枝湯重解表而微兼清裏柴胡湯重和裡而微兼散表此傷寒六七日正寒熱當退之時尚見發熱惡寒諸表症更兼心下支結諸裏症表裏不解法當雙解之然惡寒微則發熱亦微可知支節煩疼則一身骨節不痛可知微嘔心下亦微結故謂之支結表症雖不去而已輕裏症雖已見而未甚此太陽少陽併病之輕者故取桂枝之半以解太陽未盡之邪取柴胡之半以解少陽之微結凡口不渴身有微

熱者當去人參此以六七日來邪雖不解而正氣已虛故用人參以和之也外症雖在而病機已見於裏故古以柴胡冠桂枝之前為雙解兩陽之輕劑

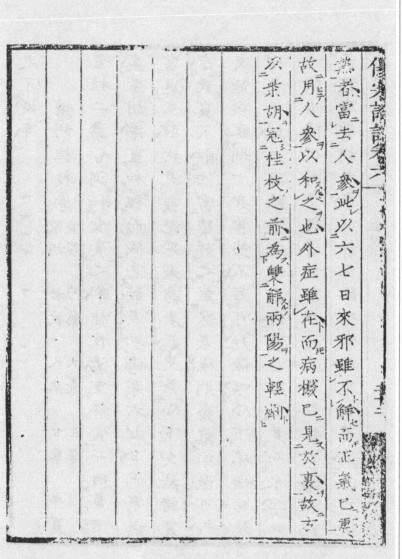

柴胡加龍骨牡蛎湯

柴胡　人参　黄芩　半夏　姜棗　竜骨　牡蛎　桂枝　鉛丹　茯苓　大黄

傷寒八九日不解陽盛陰虚下之應不為過而變症蜂起者是未講於調胃承氣之法而下之不得其術也胸滿而煩小便不利三陽有皆是症而驚是木邪犯心譫語是熱邪入胃一身盡重是病在陽明而無氣以動也不可轉側是關少陽而樞機不利也此為少陽陽明併病故取小柴胡之半以轉少陽之樞輔大黄之勇以開陽明之闔滿者忌甘故去甘草小便不利故加茯苓驚者須重以鎮怯鉛禀乾金之體受癸水之氣能清上焦

無形之煩滿中焦有形之熱結煉而成丹不特入心而安神且以入肝而滋血矣龍為東方之神而骨具西金之體重能鎮驚亦以金令行於左而平木也蛎為化生之物其體堅不可破其性守而不移不特静可以鎮驚而寒可以除煩熱且醎能潤下佐茯苓以利水又能輭堅佐大黄以清胃也半夏引陽入陰能治目不瞑亦安神之品故少用為佐人参能通血脈桂枝能行營氣身盡重不可轉側者在所必須故雖胸滿譫語而不出也此於柴胡方加味而取龍蛎名之者亦以血氣之属同類相求耳

黄連湯

黄連　人參　甘草　桂枝　乾姜　半夏　大棗

傷寒表不發熱而胸中有熱是其人未傷寒時素有畜熱也熱在胷中必上形頭面故寒邪不得上于上焦實必中氣虛故寒邪得從脇而入胃內經云中於脇則入少陽此類是已凡邪在少陽法當柴胡主治此不往來寒熱病不在半表則柴胡不中與之胷中為君主之宮城故用半夏瀉心加減胷中之熱不得降故炎上而欲嘔胃因邪氣之不散故腹中痛也用黄連瀉心胷之熱姜桂祛胃中之寒甘棗緩胷中之痛半夏除嘔人參補虛雖無寒熱往來於外而有寒熱相搏於中所以寒熱

並用攻補兼施仍不離少陽和解之治法耳此症在太
陰少陽之間此方兼瀉心理中之劑

黄芩湯　　黄芩　芍藥　甘草　大棗

太陽陽明合病是寒邪初入陽明之經胃家未實移寒
於脾故自下利此陰盛陽虛與葛根湯辛甘發散以維
陽也太陽少陽合病是熱邪陥入少陽之裏胆火肆逆
移熱於脾故自下利此陽盛陰虛與黄芩湯苦甘相淆
以存陰也凡太少合病邪在半表者法當從柴胡桂枝
加減此則熱淫於内不須更顧表邪故用黄芩以泄大
陽之熱配芍藥以補太陰之虛用甘棗以調中州之氣

此非胃實亦非胃虛故不必人參以補中也若嘔是上焦之邪未散故仍加姜夏此柴胡桂枝湯去柴桂人參方也凡兩陽表病用兩陽之表藥兩陽之半表病用兩陽之半表藥此兩陽之裡病用兩陽之裡藥逐條細審者合符節然凡正氣稍虛表雖在而須固其裏邪氣正盛雖下利而不須補中此又當着眼處○內經熱病論云太陽主氣陽明主肉少陽主胆傷寒一日太陽二日陽明三日少陽冬不藏精則精不化氣故先氣病次及肉之病而及胆仍自外之內此病本雖因於內而病因為傷於寒故一病兩名耳胆汁最苦最寒乃相火中之

真味火旺而水虧胆汁上溢而口苦故用芩連之品以滋胆汁而清相火也

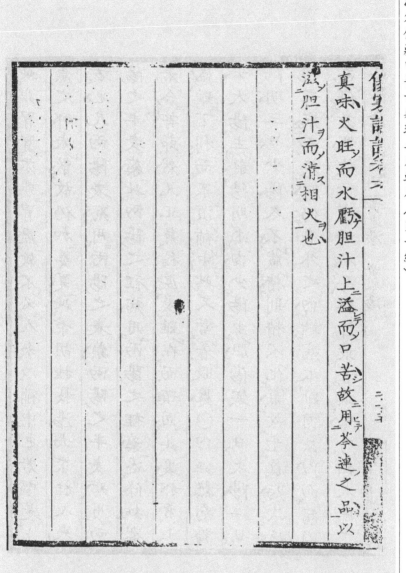

太陰方總論

太陰主内為陰中至陰最畏虚寒用温補以理中此正法也然太陰為開故太陰亦能中風則亦有可汗症若見四肢煩疼之表而脈浮者始可與桂枝湯發汗若表熱裏寒下利清穀是為中寒當用四逆以急救其裏不可攻表以汗出必脹滿也又恐妄汗而腹脹滿故更製厚朴生姜甘草半夏人參湯以解之太陰本無下症因太陽妄下而腹滿時痛者是陽邪内陷故有桂枝加芍藥湯之下法若病不從太陽來而腹滿時痛是太陰本病倘妄下之必胷下結鞕而成寒實結胷故更製三物

白散以散之此仲景為太陰惧汗惧下者立救逆法也叔和不能分明六經之方治而專以汗吐下之三法教人重集諸可與不可與等浮泛之辞以混仲景功近的當之方法是點金成鉄矣

理中丸　人参　白朮　乾姜　甘草

太陰病以吐利腹滿痛為提綱是遍及三焦矣然吐雖屬上而由於腹滿利雖屬下而由於腹滿皆因中焦不治以致之也其來由有三有因表虚而風寒自外入者有因下虚而寒濕自下上者有因飲食生冷而寒邪由中發者総不出於虚寒法當温補以扶胃脘之陽一理

中而滿痛吐利諸症悉平矣故用白朮培脾土之參益中宮之氣乾姜散胃中之寒甘草緩三焦之急也且乾姜得白朮能除滿而止吐人參得甘草能療痛而止利或湯或丸隨機應變此理中確爲之主劑歟夫理中者理中焦此仲景之明訓且加減法中又詳其吐多下多腹痛滿等法而叔和錄之於大病差後治真吐一症是坐井觀天者乎

按太陰傷寒手足自溫者非病也太陽必病關陽明必陰中有陽必無吐利交作之患或暴煩下利或發黄便鞕則腹滿腹痛太陰家實而非虛熱而非寒矣又當於

酌陳調胃輩求之

四逆湯　乾姜　附子　甘草

脈浮而遲表熱裏寒二句是立方之大指脈浮為在表遲為在臟浮中見遲是浮為表虛遲為臟冷矣腹滿吐利四肢厥逆為太陰症姜附甘草本太陰藥諸條一[illegible]以太陰者以此方為太陽併病立法也按四逆諸條皆是太陽壞病轉屬太陰之症太陽之虛陽留於表而不罷太陰之陰寒與外來之寒邪相得而益深故外症則惡寒發熱或大汗出身體痛四肢疼手足冷或脈浮而遲或脈微欲絕內症則腹滿腹脹下利清穀小便白利

或吐利交作此陰邪猖厥真陽不歸故云逆也本方[illegible]
用四物以救逆之謂非專治四肢厥冷而為名蓋仲景
凡治虛症以補中為主觀協熱下利脈微弱者用人參
汗後身疼脈沉遲者加人參此脈微欲絶下利清穀且
不煩不欬中氣大虛元氣已虛若但温不補何以救逆
乎觀茯苓四逆之治煩躁且用人參其冠以茯苓而不
及參則本方有參可知夫人參通血脈者也通脈四逆
豈得無參是必因本方之脫落而仍之耳薛新甫用三
生飲加人參兩許而駕馭其邪則仲景用生附安得不
用人參以固其元氣耶并和以太陰之吐利四逆湯入

厥陰不知厥陰之厥利是木邪尅土為實熱太陰之厥
利是脾土自病屬虛寒從症自異若以姜附治相火豈
不逆哉○按理中四逆二方在白朮附子之別白朮
中宮培土益氣之品附子為坎宮扶陽生氣之劑故理
中只理中州脾胃之虛寒四逆能佐理三焦陰陽之厥
逆也後人加附子於理中名曰附子理中湯不知理中
不須附子而附子之功不專在理中矣蓋脾為後天脾
為先天少陰之火所以生太陰之土脾為五藏之母少
陰是太陰之母此四逆之為劑重於理中也不知其義
者謂生附配乾姜補中有發附子得生姜而能發散附

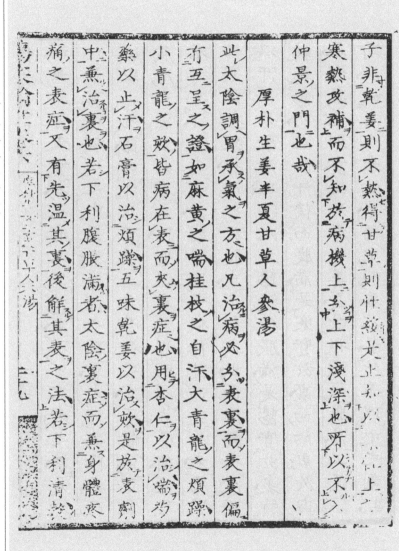

子非乾姜則不熱得甘草則壯熱並止知以[illegible]上
寒熱攻補而不知於病機上中上下淺深也所以不
仲景之門也哉

厚朴生姜半夏甘草人參湯

此太陰調胃承氣之方也凡治病必分表裏而表裏偏
有互呈之證如麻黄之喘桂枝之自汗大青龍之煩躁
小青龍之欬皆病在表而夾裏症也用杏仁以治喘芍
藥以止汗石膏以治煩躁五味乾姜以治欬是於表劑
中兼治裏也若下利腹脹滿者太陰裏症而兼身體疼
痛之表症又有先温其裏後解其表之法若下利清穀

而兼脈浮表實者又有只逕治裏不可攻表之禁是知仲景重内輕外之中更有淺深之別也夫汗為陽氣而腹以上為陽發汗只可散上焦營衛之寒不能治下焦藏府之濕若病在太陰寒濕在腸胃而不在營衛故陰不得有汗妄發其汗則胃脘之微陽隨而達於表腸胃之寒濕入經絡而留於腹中下利或止而清穀不消所以汗出必脹滿也○凡太陽汗後脹滿是陽實於裏將轉屬陽明太陰汗後而腹滿是寒實於裏而陽虚於内也邪氣盛則實故用厚朴姜夏散邪而除脹滿正氣奪則虚故用人參甘草補中而益元氣此亦理中之劑歟

若用之於太陽汗後是抱薪救火如此症而妄作治之如水益深矣

三物白散　桔梗　貝母　巴豆

太陽表熱未除而反下之熱邪與水氣相結成實熱結胸太陰腹滿時痛而反下之寒熱相結成寒實結胸夫大小陥胷用苦寒之品者為有熱也此無熱症者則不得緊以陽症之法治之矣三物小陥胸湯者即白散也以其結鞭而不甚痛故亦以小名之以三物皆白欲以別於小陥胸之黄連故以白名之在太陽則或湯或丸在太陰則或湯或散以下病機之旨也貝母善開心胸鬱

結之氣桔梗能提胸中陷下之氣然微寒之品不足以滌潟痰之陰邪非巴豆之辛熱斬關而入何以使胸中之陰氣流行也故用二分之貝母必得一分之巴豆以佐之則清陽升而濁陰降結硬斯可得而除矣和以白飲之甘取其留戀於胃不使速下散以散之比湯以蕩之者尤為的當也服之而病在膈上必吐在膈下者必利以本症原自吐利因胃下結鞕而暫止耳今因其熱而利導之使還其出路則結鞕自散也然此劑非欲其吐本欲其利亦不欲其過利故不利進熱粥一杯利過不止進冷粥一杯此又複方之妙理歟仲景每用粥為

反佐者以草木之性各有偏長惟稼穡作甘為中和之
味人之精神血氣皆賴之以生故桂枝湯以熱粥發汗
理中湯以熱粥温中此以熱粥導利復以冷粥止利神
矣東垣云淡粥為陰中之陽所以利小便則利水之劑
未始不可用也今人服大黃後用冷粥止利尚是仲景
遺意乎○此證叔和編在太陽篇中水潠病後云寒實
結胸無熱症者與三物小陷胸湯白散亦可服按本論
小陷胸湯是黃連栝蔞半夏三物而貝母桔梗巴豆亦
是三物夫黃連巴豆寒熱天淵豈有可服黃連之症亦
可服巴豆之理且此外更無別方則當云三物小陷胸

湯為散亦可服如云白散亦可服是二方矣而方後又以身熱皮栗一段襍之使人昏昏不辨今移之太陰胃下結硬之後其症其方若合符節

麻仁丸 杏仁 芍藥 枳殼 厚朴 大黄 麻仁

土為萬物之母者以其得和平之氣也濕土不能生草木然稻麥菽等物亦有産於水者若燥土堅硬無水以和之即不毛之地矣凡胃家之實多因於陽明之熱結而亦有因太陰之不開者是脾不能為胃行其津液故名為脾約也承氣諸劑只能清胃不能扶脾如病在倉卒胃陽實而脾陰不虛用之則胃氣通而大便之開

閟如故若無惡熱自汗煩躁脹滿讝語潮熱等症飲食小便如常而大便常自堅硬或數日不行或出之不利是謂之孤陽獨行此太陰之病不開而穢污之不去乃平素之蓄積使然也慢而不治則飲食不能為肌肉必至消瘦而死然府病為客藏病為主治客須急治主須緩病在太陰不可蕩滌以取効必久服而始和蓋陰無驟補之法亦無驟攻之法故取麻仁之甘平入脾潤而多脂者為君杏仁之降氣利竅大黃之走而不守者為臣芍藥之滋陰斂液與枳朴之消導除積者為佐煉蜜為丸少服而漸加焉以和為度此調脾承氣推陳致新

之和劑也使脾胃更虛更實而受盛傳道之官各得其職津液相成精血相生神氣以清內外安和形體不敝矣

右太陰五方○按諸經皆有温散温補法惟少陽不用温諸經皆有益陰清火法惟太陰忌寒凉若熱病傳經有嗌乾等症仍當清火素有脾約大便不順亦當滋陰要知製方全在活法不可執也

少陰方總論

仲景以病分六經而製方分表裏寒熱虛實之六法六經中各具六法而有偏重焉太陽偏於表寒陽明偏於裏熱太陰偏於傷寒厥陰偏於實熱惟少陽與少陰司樞機之職故無偏重而少陽偏於陽少陰偏於陰製方亦因之而偏重矣然少陰之陰中有陽故其表症根於裏熱證因於寒治表症先顧其裏熱症多以寒治者蓋陰以陽為主固腎中之元陽正以存少陰之真陰也其或陽為陰虛心煩不得臥見於二三日中可用芩連者無幾耳腎本無實症以轉屬陽明亦由少陰之虛也

其處得其椒矣

麻黃附子細辛湯　麻黃附子甘草湯

少陰主裏應無表症病發於陰應無發熱今始受風寒即便發熱似乎太陽而屬之少陰者以頭不痛而但欲寐也內經曰逆冬氣而少陰不藏腎氣獨沈故少陰之發熱而脈沉者必於表劑中加附子以預固其裡蓋腎為坎象二陰不藏則一陽無蔽陰邪因得以內侵孤陽無附而外散耳夫太陽為少陰之表發熱無汗太陽之表不得不開沉為在裏少陰之本不得不固設用麻黃開腠理細辛散浮熱而無附子以固元氣則少陰之津液越出太陽之微陽外亡去生遠矣惟附子與麻黃並

用內外咸調則風寒散而陽自歸精得藏而陰不擾此裏病及表脈沉而當發汗者與表病及裏脈浮而可疑汗者徑庭矣若得之二三日表熱尚未去裏症亦未見麻黄未可去當以甘草之和中易細辛之辛散佐使之任不同則麻黄之熱亦減取微汗而痊是又少陰發表之輕劑矣○二方皆少陰中風托裏解外法

風本陽邪雖在少陰中而即發不拘於五六日之期用細辛麻黄者所以治風非以治寒也用附子者所以固本非熱因熱用也寒本陰邪即在太陽熱不遽發故有大小發之辨麻黄桂枝長於治風而非治寒之主劑故

主治在發熱惡寒若無熱惡寒者雖有頭項強痛之表急當以四逆真武輩救其裏矣蓋病發於陰便已亡陽不得以汗多亡陽一語滋談柄也○少陰製麻附細辛方猶太陽之麻黃湯是急汗之峻劑製麻附甘草湯猶太陽之桂枝湯是緩汗之和劑蓋太陽為陽中之陽而主表其汗易發其邪易散故初用麻黃甘草而助以桂枝次用桂枝生姜而反佐以芍藥少陰為陰中之陰而主裏其汗最不易發其邪最不易散故用麻黃附子而助以細辛其次亦用麻黃附子而緩以甘草則少陰中風脈陽微者浮者為欲愈非必須陰出之陽而解耶然

必細察其脈沉而兼表證自可發汗即知脈沉而症爲在裏者不可發汗矣此等機關必須看破○人皆謂麻黄治太陽之傷寒而不知仲景用以治少陰之中風且麻黄在太陽只服八合不必盡劑妙在更發汗則改用桂枝在少陰始得之與二三日皆可温服一升日三服則湯液本草云麻黄瀉太陽經藥猶掘井得泉而曰水惡在是矣

附子湯　人參　白朮　附子　茯苓　芍藥

此大温大補之方乃正治傷寒之藥為小陰固本禦邪之劑也夫傷則宜補寒則宜温而近世治傷寒者皆以寒涼尅伐相為授受其不講於傷寒二字之名實久矣少陰為陰中之陰又為寒水之藏故傷寒之重者多入少陰所以少陰一經最多死症如少陰病身體痛手足寒骨節痛口中和惡寒脈沉者是純陰無陽之症方中用生附二枚取其力之鋭且以重其任也盖少太之陽鼓腎間動氣以禦外侵之陰翳則守邪之神有權而呼吸之門有鎖鑰身體骨節之痛自除手足自温惡寒自

經矣以人參固氣生之原令五臟六府之有本十二經脈之有根腎脈不獨沉矣三陰以少陰為樞設使扶陽而不益陰陰虛而陽無所附非治法之善也故用白朮以培太陰之土芍藥以滋厥陰之木茯苓以利少陰之水利則精自藏土安則水有所制木潤則火有所生[illegible]扶陽以斂寒益陰以固本此萬全之術其畏而不敢用束手待斃者易可勝計耶此與麻黃附子湯皆治少陰表症而大不同彼因病從外來表有熱而裏無熱故當溫而兼散此因病自內出表裏俱寒而大虛故大溫大補然彼發熱而用附子此不熱而用芍藥是又陰陽

互根之理歟此與真武湯似同而實異此倍朮附去姜而用參全是温補以壯元陽彼用姜而不用參尚是温散以逐水氣補散之分岐只在一味之旋轉歟

真武湯

附子　生姜　白朮　茯苓　芍藥

真武北方水神也坎為水而一陽居其中柔中之剛故名真武取此名方者所以治少陰水氣為患也蓋水體本靜其動而不息者火之用耳若坎宮之火用不宣則腎家之水體失職不潤下而逆行故中宮四肢俱病此腹痛下利四肢沉重疼痛小便不利者由坎中陽虛下焦有寒不能制水故也法當壯元陽以消陰翳培土泄

水以消留垢故君大熱之附子以奠附中之陽佐芍藥之酸苦以收炎上之氣茯苓淡滲止潤下之體白朮甘溫制水邪之溢生姜辛溫散四肢之水使少陰之樞機有主則闔闢得宜小便得利下利自止腹中四肢之邪解矣若兼咳者是水氣射肺所致加五味之酸溫佐芍藥以收腎中水氣細辛之辛溫佐生姜以散肺中水氣而咳自除若兼嘔者是水氣在胃因中焦不和四肢亦不治此病不涉少陰由於太陰濕化不宣也與治腎水射肺者不同法不須附子以溫腎水倍加生姜以散脾濕此為和中之劑而非治腎之劑矣若大便自利而下

利者是胃中無物此腹痛因於胃寒四肢因於脾濕故去芍藥之陰寒加乾姜以佐附子之辛熱即茯苓之甘平者亦去之此為温中之劑而非利水之劑矣要知真武加減與小柴胡不同小柴胡為少陽半表之劑秖不去柴胡一味便可名柴胡湯真武以五物成方為少陰治本之劑去一味便不成真武故去姜加參即名附子湯於此見製方白陰陽動静之別也

白通湯

葱白　乾姜　附子

白通加胆汁湯

白通者通下焦之陰氣以達於上焦也少陰病自利而溺小便色白者是下焦之陽虛而陰不生少火不能蒸

動其水氣而上輸於肺故渴不能生土故自利耳法當用姜附以振元陽而不得升騰之品則利止而渴不能止故佐葱白以通之葱白禀西方之色味入通於肺則水出高源而渴自止矣凡陰虛則小便難下利而渴者小便必不利或出澁而難是厥陰火旺宜猪苓白頭翁藥此小便色白屬少陰火虛故曰下焦虛又曰虛故引水自救自救者自病人之意非醫家之正法也若厥陰病欲飲水者少少與之矣

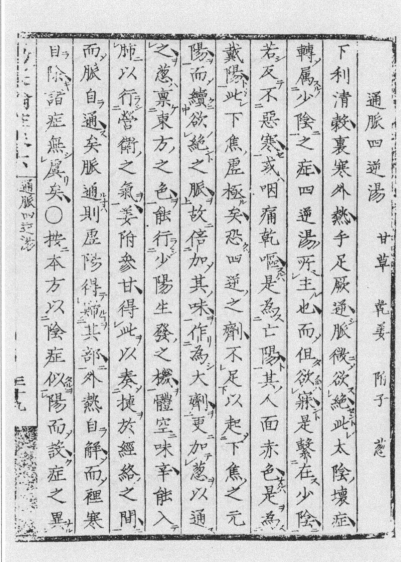

通脈四逆湯　甘草　乾姜　附子　葱

下利清穀，裏寒外熱，手足厥逆，脈微欲絶，此太陰壞症轉屬少陰之症，四逆湯所主也。而但欲寐，是繫在少陰。若反不惡寒，或咽痛乾嘔，是為亡陽。其人面赤色，是為戴陽。此下焦虛極矣，恐四逆之劑不足以起下焦之元陽，而續欲絶之脈，故倍加其味，作為大劑，更加葱以通之。葱稟東方之色，能行少陽生發之機，體空味辛，能入肺以行營衛之氣。姜、附、參、甘得此以奏捷於經絡之間，而脈自通矣。脈通則虛陽得歸其部，外熱自解，而裡寒自除，諸症無虞矣。○按本方以陰症似陽而設，症之異於四逆者在不惡寒而面色赤方之異於四逆者若無葱當與桂枝加桂加芍同矣何更加以通脈之名夫人參所以通血脈安有脈欲絶而不用者舊本乃於方後云面赤色者加葱利止脈不出者加參豈非抄録者之跡失於本方而紕足於加法乎且減法所云去者去本方之所有也而此云去葱芍桔者是後人之加減可知矣

茯苓四逆湯　人參　甘草　乾姜　附子

乾姜附子湯

發汗若下之病仍不解煩躁者茯苓四逆湯主之下之後復發汗晝日煩躁不得眠夜則安靜不嘔不渴無表症脈微沉身無大熱者乾姜附子湯主之此二條皆太陽變病轉屬少陰也凡太陽病而妄汗妄下者其變症或仍在太陽或轉屬陽明或轉係少陽或繫在太陰皆是陽氣為患若汗而復下或下而復汗陽氣衰亡則轉屬少陰矣此陽症變作陰病似陽世醫多不能辨用凉藥以治煩躁鮮有不速其斃者由不知太陽以少陰為裏少陰為太陽之根源也脈至少陰則沉微邪入少陰則

煩躁煩躁雖六經俱有而兼見於太陽少陰者太陽爲
真陰之標少陰爲真陰之本也陰陽之標本皆從煩躁
見煩躁之虛實又從陰陽而分如未經汗下而煩躁屬
太陽以煩爲陽盛躁爲陰虛矣汗下後煩躁屬少陰是
煩爲陽虛躁爲[illegible]矣陰陽不相附故煩躁其亡陽亡
[illegible]又當以汗之先後表症之解不解爲之詳辨則陰陽
之差多差少不致溷淆而用方如不誤矣先汗後下於
法爲順而表仍不解是妄下亡陰陰陽俱虛而煩躁也
故製茯苓四逆固陰以救陽先下後汗於法爲逆而表
症反解內不嘔渴似欲陰陽自和而實妄汗亡陽所以

虛陽擾於陽分晝則煩躁也故專用乾姜附子固陽以配陰二方皆從四逆加減而有救陽救陰之異茯苓感天地太和之氣化不假根而成能補先天無形之氣安虛陽外脫之煩故以爲君人參配茯苓補下焦之元氣乾姜配生附回下焦之元陰調以甘草之甘比四逆爲緩固裏宜緩也姜附者陽中之陽也用生附而去甘草則勢力更猛比四逆爲峻回陽當急也一去甘草一加茯苓而緩急自別加減之妙見用方之神乎

吳茱萸湯

吳茱萸　人參　生姜　大棗

少陰吐利手足厥冷煩躁欲死者此方主之按少陰病

吐利煩躁四逆者死此何復出治方要知欲死是不死之機四逆是兼脛臂言手足只指指掌言稍甚微甚之別矣岐伯曰四末陰陽之會氣之大路也四街者氣之經絡也絡絶則經通四末解則氣合從合在肘膝之間即四街也又謂之四關夫四郊擾擾而關中猶固知少陰生氣猶存然五藏更相生不生即死少陰之生氣注於肝陰盛水寒則肝氣不舒而水鬱故煩躁肝血不榮於四末故厥冷水欲出地而不得出則中土不寧故吐利耳病本在腎而病機在肝不得相生之機故欲死勢必溫補少陰之少火以開厥陰之出路生死關頭非用

氣味之雄猛者不足以當絶處逢生之任也呉茱萸辛苦大熱禀東方之氣色入通於肝肝溫則木得遂其生矣苦以溫腎則水不寒辛以散邪則土不擾佐人參固元氣而安神明助姜棗調營衛以補四末此撥亂反正之劑與麻黄附子之拔幟先登附子真武之固守社稷者鼎足而立也若命門火衰不能腐熟水穀故食穀欲嘔若乾嘔吐涎沫而頭痛是脾腎虚寒陰寒上乘陽位也用此方鼓動先天之少火而後天之土自生培植下焦之真陽而上焦之寒自散開少陰之關而三陰得位者此方是歟

右少陰十一方皆温散温補法

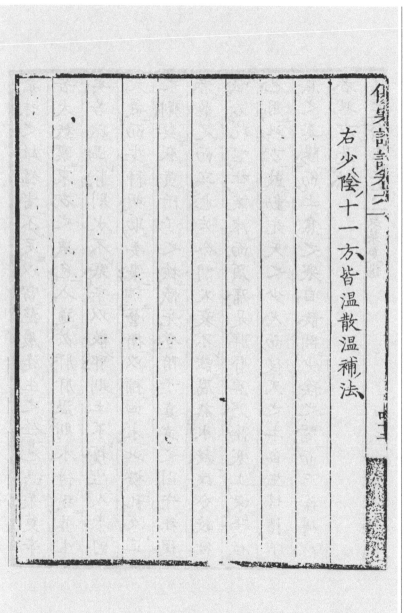

黄連阿膠湯　黄連　雞子黄　阿膠　黄芩　芍藥

内膠烊盡少冷内雞子黄攪令相得温服七合日三服

此少陰之瀉心湯也凡瀉心必藉芩連而導引有陰陽之别病在三陽胃中不和而心下痞鞕者虚則加參甘補之實則加大黄下之病在少陰而心中煩不得卧者既不得用參甘以助陽亦不得用大黄以傷胃矣用黄連以直折心火佐芍藥以收斂神明所以扶陰而益陽也然以但欲寐之病情而至於不得卧以微細之病脉而反見心煩非得氣血之屬以交合心腎甘平之味以滋陰和陽不能使水升而火降陰火不歸其部則少陰

之熱不除雞子黄稟南方之火色入通於心可以補離宮之火用生者攪和取其流動之義也黑驢皮稟北方之水色且鹹先入腎可以補坎宮之精内合於心而性急趨下則阿井有水精凝聚之要也與之相溶而成膠用以配雞子之黄合芩連芍藥是降火歸原之劑矣經曰火位之下陰精承之陰平陽秘精神乃治斯方之謂歟

豬苓湯 豬苓 茯苓 澤瀉 滑石 阿膠

少陰病得之二三日心煩不得臥是上焦實熱宜黃連阿膠湯清之少陰病欲吐不吐心煩但欲寐至五六日自利而渴者是下焦虗寒宜白通湯以溫之此少陰初病而下利似為虗寒至六七日反見咳而嘔渴心煩不得臥者此豈上焦實熱乎是因下多亡陰精虗不能化氣真陽不藏致上焦之虗陽擾攘而致變症見也下焦陰虗而不寒非姜附所宜上焦虗而非實熱非芩連之任故製此方二苓不根不苗成於太空元氣用以交合心腎通虗無氤氳之氣也阿膠味厚乃氣血之屬是精

不足者補之以味也澤瀉氣味輕清能引水氣上升滑石體質重墜能引火氣下降水升火降得既濟之理矣且猪苓阿膠黑色通腎理少陰之本茯苓滑石白色通肺滋少陰之源澤瀉阿膠醎先入腎培少陰之體二苓滑石淡滲膀胱利少陰之用五味皆甘淡得土中冲和之氣是水位之下土氣承之也五物皆潤下皆滋陰益氣之品是君火之下陰精承之也以此滋陰利水而升津諸症自平矣

四逆散　柴胡　枳實　芍藥　甘草

少陰病四逆泄利下重其人或咳或悸或小便不利或腹中痛者此方主之少陰為水火同處之藏水火不和則陰陽不相順接四肢為陰陽之會故厥冷四逆有寒熱之分胃陽不敷於四肢為寒厥陽邪内擾於陰分為熱厥然四肢不温故厥者必利先審瀉利之寒熱而四逆之寒熱判矣下利清穀為寒當用姜附壯元陽之本泄瀉下重為熱故用白芍枳實酸苦湧泄之品以清之不用苓連者以病於陰而熱在下焦也更用柴胡之苦平者以升散之令陰火得以四達佐甘草之甘凉以緩

其下重合而為散散其實熱也用白飲和服中氣和而四肢之陰陽自接三焦之熱自平矣此症以泄利下重知少陰之陽邪內擾於陰四逆即非寒症矣四逆皆少陰樞機無主升降不利所致只宜治下重不須兼治諸症也仲景因有四逆症欲以別於四逆湯故以四逆散名之本方有咳者加五味乾姜悸者加桂枝腹痛加附子泄利下重加薤白俱非泄利下重所宜且五味姜桂加五分於附子加一枚薤白三升何多寡不同若是且以散只服方寸匕恐不濟此症此後人附會可知也

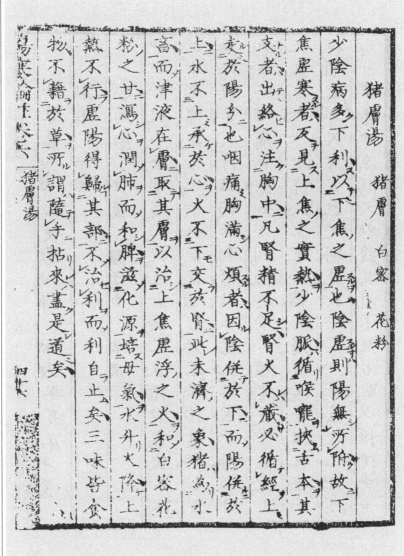

猪膚湯　猪膚　白蜜　花粉

少陰病多下利以下焦之虚也陰虚則陽無所附故下焦虚寒者反見上焦之實熱少陰脈循喉嚨挾舌本其支者出絡心注胸中凡腎精不足腎火不藏必循經上走於陽分也咽痛胸滿心煩者因陰併於下而陽併於上水不上承於心火不下交於腎此未濟之象猪爲水畜而津液在膚取其膚以治上焦虚浮之火和白蜜花粉之甘瀉心潤肺而和脾滋化源培母氣水升火降上熱不行虚陽得歸其部不治利而利自止矣三味皆食物不藉於草所謂隨手拈來盡是道矣

甘草湯甘草　桔梗湯甘草　桔梗　半夏湯半夏

桂枝　甘草

苦酒湯　半夏　雞子白　苦酒

四方皆因小陰咽痛而設也少陰之脈循喉嚨挾舌本故有咽痛症若因於他症而咽痛者不必治其咽如猪陰陽俱緊反汗出而吐利者此亡陽也只固其陽則吐利止而咽痛自除如下利而胸滿心煩者是下焦虚而上焦熱也升水降火上下和調而痛自止若無他症而但咽痛者又有寒熱之別見於二三日是陰火上冲可與甘草湯甘涼瀉火以緩其熱不瘥者配以桔梗兼辛

以散之所謂奇之不去而偶之也二方為正治之輕劑以少陰為陰中之陰脈微細而但欲寐不得用苦寒之劑也若其陰症似陽惡寒而欲吐者非甘桔所能療當用半夏之辛温散其上逆之邪桂枝之甘温散其陰寒之氣緩以甘草之甘平和以白飲之穀味或為散或為湯隨病之意也如咽中因痛而且傷生瘡不能言語聲不出者不得即認為熱症必因嘔而咽痛咽中之痰飲未散仍用半夏之辛温取苦酒之酸以斂痛雞子白之滑以發聲且二味相合而半夏減辛烈之猛苦酒緩收斂之驟取雞子白之潤滋其咽喉又不令泥痰飲於胸

膈也故其法以雞子連殻置刀環中安火上矣三沸卽
去滓此意在畧見火氣不欲盡出辛夏之味也明矣二
方皆少少含嚥是從治緩劑按雞卵法太極之形含陰
陽兩氣其黃走血分故心煩不卧者用之此仲景用藥
法象之義也

右少陰七方皆涼解法後二方皆温補法

厥陰方總論

太陰以理中丸為主厥陰以烏梅丸為主丸者緩也太陰之緩所以和脾胃之氣厥陰之緩所以制相火之逆也觀所主諸方治手足厥冷脈微欲絕而不用姜附下利脈沉結而用黃栢心動悸脈代結而用生地麥冬總因肝有相火當瀉無補與腎中虛陽之發當補當溫者不同耳夫三陰皆有本經之熱太陰之熱脾家實而行胃脘之陽也少陰之熱腎陰虛而元陽發越也厥陰之熱肝胆熱而拂欝之火內熱也舉世悞於傳經熱邪之説遇三陰熱症湯無主張見發熱脈沉者斷為陽症見

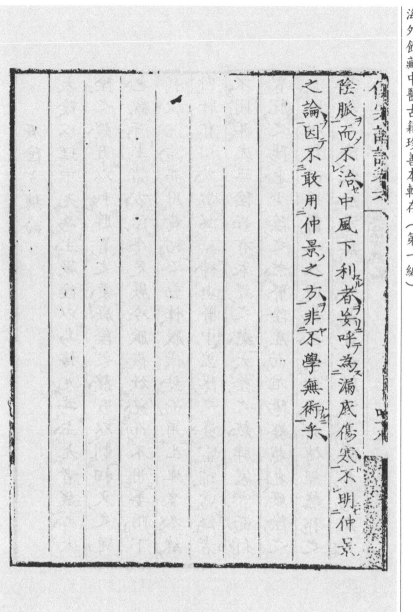

陰脈而不治中風下利者妄呼為漏底傷寒不明仲景

之論因不敢用仲景之方非不學無術乎

烏梅丸

烏梅　黃連　乾姜　黃栢　桂枝　人参　附子　當歸　蜀椒

六經惟厥陰尤為難治其本陰而標熱其體風木其用相火以其具合晦朔之理陰之初盡即陽之初出所以一陽為紀一陰為綱則厥陰病熱是少陽之相火使然也火旺則水虧故消渴氣有餘便是火故氣上撞心心中疼熱木甚則尅土故飢不欲食是為風化饑則胃中空虛蚘聞食臭則出故吐蚘此厥陰之火症非厥陰之傷寒也內經曰必伏其所主而先其所因或收或散或逆或從隨所利而行之調其中氣使之和平是厥陰之治法也仲景之方多以辛甘甘涼為君獨此方用酸收

之品者以厥陰主肝而屬水洪範云木曰曲直曲直作酸內經曰木生酸酸入肝以酸瀉之以酸散之若烏梅之大酸是伏其所主也佐黃連瀉心而除痞黃柏滋腎以除渴先其所因也腎者肝之母椒附以温腎則火有所歸而肝得所養是固其本也肝欲散細辛乾姜以散之肝藏血桂枝當歸引血歸經也寒熱並用五味兼收則氣味不和故佐以人參調其中氣以苦酒浸烏梅同氣相求蒸之米下資其穀氣加蜜為丸少與而漸加之緩以治其本也仲景此方本為厥陰諸症之法叔和編於吐蚘條下令人不知有厥陰之主方觀其用藥與諸

症符合豈只吐蚘一症耶蚘昆虫也生冷之物與温熱之氣相成故寒熱互用以治之且胸中煩而吐蚘則連柏是寒因熱用蚘得酸則静得辛則伏得苦則下殺虫之力無更出其右者久利則虚調其寒熱扶其正氣酸以收之其利自止愚按厥利發熱諸症諸條不立方治當知治法不出此方矣

當歸四逆湯

桂枝　芍藥　當歸　細辛
通草　甘草　大棗

當歸四逆加呉茱萸生姜湯

前方加呉茱萸
生姜　酒

此厥陰傷寒發散表邪之劑也厥陰居兩陰之交盡名曰陰之絶陽外傷於寒則陰陽之氣不相順接故手足

厥冷脈微欲絶然相火居於厥陰之藏藏氣實熱則寒邪不能侵只外傷於經而内不傷藏故先厥者後必發熱以傷寒初起内無寒症而外寒極盛者但當温散其表勿遽温補其裏此方用桂枝湯以解外而以當歸爲君者因厥陰主肝爲血室也肝苦急甘以緩之故倍加大棗猶小建中加飴糖法肝欲散當以辛散之細辛甚辛能通三陰之氣血外達於毫端比麻黃更猛可以散在表之嚴寒不用生姜不取其横散也通草即木通能通九竅而通關節用以開厥陰之闔而行氣於肝夫陰寒如此而仍用芍藥者須防相火之爲患也是方桂枝

得歸芍生血於營細辛同通草行氣於衛甘草得棗氣血以和且緩中以調肝則營氣得至手太陰而脈自不絶溫表以逐邪則衛氣行四末而手足自溫不須參朮之補不用姜桂之燥此厥陰之四逆與太少不同治而仍不失辛甘發散為陽之理也若其人内有久寒者其相火亦不足加呉萸之辛熱直達厥陰之藏生姜之辛散滛氣於筋清酒以溫經絡筋脈不沮弛則氣血如故而四肢自溫脈息自至矣此又治厥陰内外兩傷於寒之劑也冷結膀胱而少腹滿痛手足厥冷者宜之

小建中湯

桂枝　芍藥　甘草　生姜　大棗　飴糖

厥陰為闔，外傷於寒，肝氣不舒，熱鬱於下，致傷中氣，故製此方以主之。凡六經外感未解者，皆用桂枝湯解外。如太陽誤下而陽邪下陷於太陰者，桂枝湯倍加芍藥以瀉木邪之干脾也。此肝火上逼於心脾，於桂枝加芍藥湯中更加飴糖，取酸苦以平肝藏之火，辛甘以調脾家之急，又資其穀氣以和中也。此方安內攘外，瀉中兼補，故名曰建。外症未除，尚資姜桂以散表，不全主中，故稱曰小。所謂中者有二：一曰心中，一曰腹中。如傷寒二三日，心中悸而煩者，是厥陰之氣逆上沖於心也。比心中疼熱者稍輕而有虛實之別疼而熱者為實當用苦寒以瀉心火悸而煩者為虛當用甘温以保心氣是建腹中之宮城也傷寒陽脈濇陰脈弦腹中急痛者是厥陰之逆氣上侵脾胃也比饑不欲食食則吐蚘者為更重而有形氣之別食而吐蚘為有形當用酸苦以安蚘腹中急痛為無形當用辛寒以止痛是建腹中之都會也世不明厥陰之為病便不知仲景所以製建中之理不知胆藏肝内則不明仲景先裏後表之法蓋寒雖外來而熱從中發必先開厥陰之闔始得轉少陰之樞先平厥陰陰脈之弦始得通少陽陽歛之濇此腹中痛若

先與小建中湯不差者繼用小柴胡湯之理也凡腹痛而用芍藥者因相火為患若因於虛寒者大非所宜故有建中理中之別○或問腹痛既與小建中溫之更用小柴胡涼之先熱後寒仲景亦姑試之乎曰不差者但未愈非更甚也先之以建中是解肌而發表止痛在芍藥繼之以柴胡是補中以逐邪止痛在人參○按柴胡加減法腹中痛者去黃芩加芍藥其功倍於建中可知陽脈仍澀故用人參以助桂枝陰脈仍弦故用柴胡以助芍藥若一服建中而即差則不必人參之補亦不須柴胡之散矣

茯苓甘草湯　桂枝　生姜　茯苓　甘草

此厥陰傷寒發散內邪之汗劑凡傷寒厥而心下悸者宜先治水後治其厥不爾水漬入胃必作利也此方本欲利水反取表藥為裏症用故雖重用姜桂而以裏藥名方耳厥陰傷寒先熱者後必厥先熱時必消渴今厥而心下悸是下利之源斯時不熱不渴可知矣因消渴時飲水多心下之水氣不能入心為汗畜而不消故四肢逆冷而心下悸也肺為水母肺氣不化則水氣不行茯苓為化氣之品故能清水之源然得猪苓澤瀉則行西方收陰之令下輸膀胱而為溺桂枝生姜則以辛入

肺使水氣通於肺以行營衛陰陽則外走肌表而爲汗矣佐甘草以緩之汗出周身而厥自止水精四布而悸自安以之治水者即所以治厥也凡厥陰之渴在未汗時太陽之渴在發汗後如傷寒心悸汗出而渴者是水氣不行而津液又不足須小發汗以散水氣故用五苓傷寒心悸無汗而不渴者津液未虧故可用此方大發其汗五苓因小發汗故少佐桂枝不用生姜用白朮者思水漬入脾也此用姜桂與茯苓等分而不用芍藥大棗是大發其汗佐甘草者一以協辛發汗自恐水漬入胃也厥陰厥而不利與見厥後利者因熱少而不能消

水水漬入胃故仲景言其症而未及治法與本方汗之則利自止是下者舉之之義也本方為汗家峻劑與麻黃湯義異而奏捷則同因水氣在心下而不在皮毛故不用麻黃悸而不喘故不用杏仁因外不熱而內不渴故不用小青龍仲景化水發汗之劑不同如此

按傷寒汗出而渴是傷寒溫病分岐處大宜着眼要知不惡寒反惡熱者即是溫病有水氣而心下悸尚是傷寒若無水氣則五苓燥熱即溫病發火之藥矣

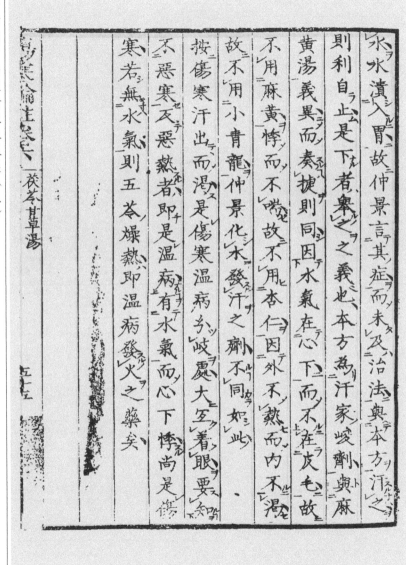

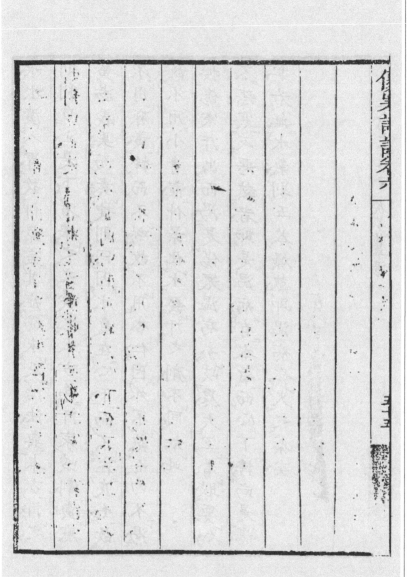

炙甘草湯

炙甘草　人參　阿膠　麻仁　桂枝　麥冬　生姜　大棗　清酒

厥陰傷寒，則相火內鬱，肝氣不舒，血室乾涸，以致營氣不調，脈道濇滯，而見代結之象。如程郊倩所云，此結者不能前而代替，非陰盛也。凡厥陰病，則氣上沖心，故心動悸。此悸動因於脈代結，而手足不厥，非水氣為患矣。不得甘寒多液之品以滋陰而和陽，則肝火不息，而心血不生，心不安其位，則悸動不止；脈不復其常，則代結何以調？故用生地為君，麥冬為臣，炙甘草為佐，大劑以峻補真陰，開來學滋陰之一路也。反以甘草名方者，藉其載藥入心，補離中之虛，以安神明耳。然大寒之劑無以俸發陳蕃秀之機必須人參桂枝佐麥冬以通脈姜棗佐甘草以和營膠麻佐地黃以補血甘草不使速下清酒引之上行且生地麥冬得酒力而更優也

燒裩散

男女交媾而病傳焉奇病也其授者始因傷寒而實積於慾火其受者因於慾火而實發於陰虛此陰陽易之病所由來也無惡寒發熱之表無胃實自利之症此因而精相搏而當時即發與冬不藏精者必病溫者不同夫邪之所凑其氣必虛陰虛者陽必湊之故少氣而熱上冲胸氣少不得運故頭重不舉身體皆重邪中於陰故陰中拘攣衝任脉傷故少腹裏急精神散亂故日中生花動揺筋骨故膝脛拘急病由於腎毒侵水道故小便不利諒非金石所能愈仍須陰陽感召之理以致之

褌襠者男女陰陽之衛衛乎外者自能清乎内感於無形者治之以有形取其隱内燒而服之形氣相感小便即利陰頭微腫濁陰走下竅而清陽出上竅慾火平而諸症自息矣男服女女服男然更分六味地黄湯合之飲歟治之

六經方餘論

既論製方之大法，又分六經之方以論之，亦云詳矣。而定方不同之故，更不可不辨也。夫風寒暑溫之傷人，六經各有所受，而發見之脈不同，或脈同而症異，或脈症皆同而主症不同者，此經氣之有別也。蓋六經分界，如九州之風土人物，雖相似而衣冠飲食言語性情之不同，因風土而各殊，則人身表裏之寒熱虛實，亦皆因經氣而異矣。如太陽一經，寒熱互呈，虛實遞見，治之者當於表中顧裏，故發表諸方，往往兼用裏藥。陽明之經主實熱，治者當於實中防虛，故製攻下諸方，而又叮嚀其不可輕用少陽之經氣主虚熱故立方涼解每用人參太陰之經氣主虚寒故立方温補不離姜附少陰之經氣多虚寒故雖見表熱而用附子亦間有虚熱故亦有滋陰之劑厥陰之經氣主實熱故雖手足厥冷脉微欲絶而不用姜附然此爲無形之實熱與陽明有形之實熱經庭矣仲景製方因乎經氣内經審其陰陽以別剛柔陽病治陰陰病治陽定其氣而各守其鄉之理也所以表裏攻補陰陽之品或同或異者亦因其經氣血之多少而爲之定劑耳請再以表裏論之三陽主表而有裏三陰主裏而無表何也太陽爲五藏之主以胸中

裏猶天子之明堂也以少陰為裏猶君主之宮禁也陽明為六府之主以陽中為裏猶中州之都會万物所歸也以太陰為裏猶政事之府百職所由分也少陽為干一藏所決之主故胸腹皆為其裏而無定位以厥陰為裏猶運籌於帷幄也治三陽者既顧心腹之裏又顧三陰之裏所以陽經之方倍於陰經而陽有多少病有難易所以陽明之方不及太陽少陽之方更少於陽明也三陰非無表症也而謂其無表猶女子之庭戸即丈夫之堂構女子出外之引導即丈夫之威儀故少陰之一身盡熱無非太陽衛外之陽太陰之四肢煩疼原是胃

脘之所發厥陰之厥而發熱譫非三焦胆甲之氣也葉
不頭痛項強胃家不實不口苦目眩定其為陰經耳三
陰之表自三陽來所以三陰表劑仍用麻黄桂枝為出
路然女子亦有婢妾所以太陰之芍藥少陰之附子厥
陰之當歸得互列於表劑之間並行而不悖此內經陰
陽表裏雌雄相輸應之義也嗟乎觀權衡規矩而知病
所主者始可與讀仲景之書也夫

麻黄升麻湯

麻黄　升麻　黄芩　知母
石膏　芍藥　天冬　乾姜
桂枝　當歸　茯苓
白朮　玉竹　甘草

六經方中有不出於仲景者，合於仲景則亦仲景而已矣。若此湯其大謬者也。傷寒六七日，大下後，寸脈沉而遲。夫寸為陽，主上焦，沉而遲是無陽矣。沉為在裏，則不當發汗；遲為藏寒，則不當清火。且下部脈不至，手足厥冷，泄利不止，是下焦之元陽已脫；又咽喉不利，吐膿血，是上焦之虚陽無依而將亡，故擾亂也。如用参附以回陽，而陽不可回，故曰難治，則仲景不立方治也明矣。此用麻黄、升麻、桂枝以散之，彙集知母、天冬、黄芩、芍藥、石

膏等大寒之品以清之以治陽實之法治亡陽之症是
速其陽之斃也安可望其汗出而愈哉用乾姜一味之
温苓朮甘歸之補取玉竹以代人參是猶攻金城高壘
而用老弱之師也且用藥至十四味猶廣羅原野蒐獲
一兜與防風通聖等方同為庸臣僥倖之符也謂夷狄
用藥多多益善者是不論脈病之合否而殆為妄談與

牡蛎澤瀉散

牡蛎　澤瀉　蜀漆　海藻　瓜蔞根　商陸根　葶藶　大黄

牀和獨以傷寒立論故稱傷寒爲大病既云大病則差後當用調補法矣如云勞復是因勞而復當補中益氣何得用蜀漆以吐之有宿食當消食利氣何以加大黄若腰已下有水氣當溫腎利水何得用商陸葶藶等峻利之劑豈仲景法乎且此等症便仲景方中自有治法如勞復可用桂枝人參新加湯宿食可用梔子厚朴湯腰下水氣可用猪苓五苓與桂枝去桂加苓朮等湯虛羸少氣用桂枝人參湯治陽虛炙甘草治陰虛由此觀之仲景未嘗無法未嘗缺方何須補續耶後人不分此

等方法是将和補入故曰仲景只知治外感不知治内傷又曰但取仲景法不取仲景方夫仲景之方不足取則仲景之法亦非法矣仲景每用參苓白朮甘草以治外感而反謂其不能治内傷豈非以其治勞復食復用吐下法耶仲景逆知後世必有無知妄作亂其篇章壊其成法者亦必有好學深思心知其意爲之發明者故其自序曰若能尋余所集思過半矣叔和不能集仲景之法於所集中而反捜採於所集之外故各承家技者仍得混雜於其間嗟乎仲景因粗工之妄治而設此種活方層層活法游刃有餘仲景之方逍遥自得只於

所集中取之無盡用之不竭若更外取他方此仲景所云崇飾其末忽其本也因叔和創夾雜之源後人競立論以為貴至陶尚文則濫極矣孟子曰能言拒楊墨者聖人之徒也楊墨之道不熄孔子之道不著諸家異端之邪說不明岐伯仲景之聖教不行故余不得不辯

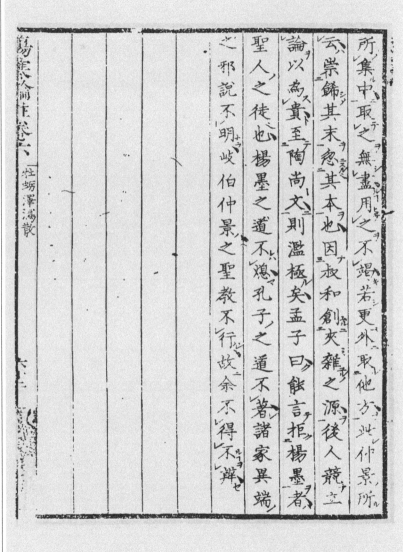

傷寒附翼卷六終

傷寒論翼目次

卷七

自序

世之補傷寒者百餘家究其所作不出二義一則因論本文為之註疏猶公穀說春秋也一則引仲景之文而為立論猶韓嬰說詩而為外傳也然引徵者固不得斷章取義之理而註疏者反多以辭害義之文初不知仲景先師著傷寒雜病論合十六卷良法大備此靈素已具諸病之體而明鍼法之巧妙至仲景復備諸病之用而詳方藥之準繩其常中之變變中之常靡不曲盡使全書具在尋其所集盡可以見病知源自王叔和編次傷寒雜病分為兩書於本論削去雜病然論中雜病留

而未去者尚多是朴和有傷寒論之專名終不失傷寒雜病合論之根蒂也名不附實是非混淆古人精義弗彰是以讀之者鮮而旁門岐路莫知適從豈非朴和編次之誤以僞之歟世謂治傷寒即能治雜病豈知仲景雜病論即在傷寒論中且傷寒中又最多雜病夾雜其間故傷寒與雜病合論則傷寒雜病之症治井然今倂寒與雜病分門而頭緒不清必將以雜病混傷寒而妄治之矣乃後人專為傷寒著書自朱奉議出而傷寒之書日多而傷寒之病日混非其欲傷寒之混也由不識何病是傷寒也陶節菴出而傷寒之書更紛非[illegible]

多也。即金匱中雜病，亦盡指為傷寒也。世錮于邪說，反以仲景書為難讀，而不知仲景書皆叔和改頭換面，非本來面目也。冠脈法序例于前，集可汗不可汗等于後，引痓濕暍于太陽之首，霍亂勞復等于厥陰之外，雜鄙見于六經之中，是一部王叔和之書矣。林億諸公校正，不得仲景原集，惑于傷寒論之名，又妄編三百九十七法一百一十三方之數，以附會叔和所定之傷寒。於是欲知仲景之道，更不可得。成無已信古篤好，縞然特出，惜其生林億之後，欲為仲景功臣，無由得其真傳，故註仲景之書，而仲景之旨多不合，作明理論，而傷寒之理反不明、因不得仲景傷寒雜病合論之旨、故不能辨、許叔微三方鼎立之謬、反集之於註、開疑端于後人、豈非為三百九十七法等說所誤乎、由是方中行有條辨之作、而仲景之規矩準繩、更加敗壞、以為翻叔和之編、實以滅仲景之治法也、盧子由疏抄、不編林億之數、曰不宗方氏之三綱、意甚有見、而又以六經謬配六義、增標本形層本氣化氣等說、仲景之法又可堪如此撓亂哉、近日作者蜂起、尚論愈奇、去理愈遠、條分愈新、古法愈亂、仲景六經反茅塞、而莫辨、不深可憫耶、原夫仲景之六經、為百病立法、不專為傷寒一科、傷寒雜病治無二理、

咸歸六經之節制六經各有傷寒非傷寒中獨有六經
也治傷寒者但拘傷寒不究其中有雜病之理治雜病
者以傷寒論為無關于雜病而置之不問將參贊化育
之書悉歸狐疑之域愚甚為斯道憂之于仲景書究心
有年愧未深悉然稍見此中微理敢畧陳固陋名曰傷
寒論翼不為雜病者恐人未知原文合論之旨以雜病
為不足觀耳其當與否自有能辨之者

甲寅春慈谿柯琴序

傷寒論卷七 三

傷寒論翼卷上

慈谿 柯琴 韻伯 編
崑山 馬中驊 驤北 較

全論大法第一

按仲景自序言作傷寒雜病論合十六卷則傷寒雜病未嘗分為兩書也凡條中不貫傷寒者即與雜病同義加太陽之頭項強痛陽明之胃實少陽之口苦咽乾目眩太陰之腹滿吐利少陰之欲寐厥陰之消渴氣上冲心等症是六經之為病不是六經之傷寒乃六經分司

諸病之提綱非專為傷寒一症立法也觀五經提綱皆指內症惟太陽提綱為寒邪傷表立因太陽主表其提綱為外感立法故叔和將仲景之合論全屬傷寒不知仲景已自明其書不獨為傷寒設所以太陽篇中先將諸病線索逐條提綱比他經更詳也其曰太陽病或已發熱未發熱必惡寒體痛嘔逆脈陰陽俱緊者名曰傷寒是傷寒另有提綱矣此不特為太陽傷寒之提綱即六經總綱觀仲景獨于太陽篇別其名曰傷寒曰中風曰中暑曰溫病曰濕痺而他經不復分者則一隅之中可以尋其一貫之理也其他結胸藏結陽結陰結瘀熱

發黄熱入血室譫語如狂等症或因傷寒或非傷寒紛紜雜沓之中正可思傷寒雜病合論之旨矣蓋傷寒之外皆雜病病不脫六經故立六經而分司之傷寒之中最多雜病内外夾雜虛實互呈故將傷寒雜病而合參之此扼要法也叔和不知此旨謂痓濕暍三種互應別論則中風温病何得與之合論耶以三痓為傷寒所致與傷寒相似故此見之則中風非傷寒所致温病與傷寒不相似者何不為之另立耶霍亂屬肝木為患陰陽易差後勞復皆傷筋動骨所致咸當屬于厥陰何得另立篇目叔和分太陽三痓于前分厥陰諸症于後豈知

仲景約法能合百病兼該于六經而不能逃六經之外只在六經上求根本不在諸症名目上求枝葉叔和以私意挐亂仲景之原集于勞復後重集可發汗不可發汗諸篇如弱反在關濡反在巔微反在下不知如何名反豈濡微弱濇等脈有定位乎其云大法春夏宜發汗春宜吐秋宜下設未值其時當汗不汗當下不下必待其時耶而且利水清火温補和解等法概不言及所以今人稱仲景只有汗吐下三法實由于是夫四時者衆人所同受病者因人而異汗吐下者因病而施也立法所以治病非以治時自有此大法之謬後人因有隨時

用藥之遲論麻黃桂枝湯者謂至于冬月嚴寒而三時禁用論白虎湯者謂至于夏而大禁于秋分後與立夏之前夫寒熱温凉之逆用此必先歲氣獨不曰有假者反之有是症因有是方仲景因症立方豈隨時定劑哉當知仲景治法悉本内經按岐伯曰調治之方必別陰陽陽病治陰陰病治陽定其中外各守其鄉外者外治内者内治從外之内者治其外從内之外者調其内從内之外而盛于外者先調其内後治其外從外之内而盛于内者先治其外後調其内中外不相及則治主病微者調之其次平之盛者奪之寒熱温凉衰之以屬隨

其攸利此大法也仲景論所稱發熱惡寒發于陽無熱
惡寒發于陰者是陰陽之別也陽病用白虎承氣以存
陰陰病用附子呉茰以扶陽外者用麻桂以治表內者
用硝黃以治裡其于表裡虛實表熱裡寒發表和表攻
裡激裡病有淺深治有次第方有輕重是以定其中外
各守其鄉也太陽陽明併病小發汗太陽陽明合病用
麻黃湯是從外之內者治其外也陽明病發熱汗出不
惡寒反惡熱用梔子豉湯是從內之外者調其內也發
汗不解蒸蒸發熱者從內之外而盛于外調胃承氣先
調其內也表未解而心下痞者從外之內而盛于內當

先解表乃可攻裏是先治其外後調其内也中外不相及是病在半表半裏大小柴胡湯治主病也此即所謂微者調之其次平之用白虎梔豉小承氣之類盛者奪之大承氣陷胸抵當之類矣所云觀其脈症知犯何逆以法治之則寒熱温涼衰之以屬隨其攸利之謂也若分四時以拘法限三法以治病遇病之變遷則束手待斃矣且汗吐下出于岐伯而利水清火調補等法悉具其曰有邪者漬形以為汗在皮者汗而發之實者散而瀉之此汗家三法中滿者瀉之于内血實者決之是下之二法高者因而越之謂吐下者引而竭之為利小便

慓悍者按而收之是清火法氣虛至掣引之是謂補法也夫邪在皮毛猶未傷形故製麻黄湯急汗以發之邪入肌肉已傷其形故製桂枝湯啜稀粥以解肌是漬形以為汗若邪正交爭内外皆實寒熱互呈故製大青龍加石膏以瀉火是散以瀉之也吐劑有梔豉瓜蔕分胸中虛實之相殊下劑有大小承氣調胃抵當分氣血淺深之不同利水有猪苓真武輩寒熱之懸絶清火有石膏芩連輩輕重之差等陽氣虛加人參于附子呉萸中以引陽陰氣虛加人參于白虎瀉心中以引陰諸法井然質之岐伯先聖後聖其揆一也愚更有議焉仲景言

平脈辨症為傷寒雜病論是脈與症未嘗兩分也夫因病而平脈則平脈即在辨症中脈有陰陽發熱惡寒發于陽無熱惡寒發于陰是病之陰陽也當列前論之首浮大動滑數名陽沉濇弱弦微名陰是脈之陰陽也此條當為之繼叔和既採仲景舊論錄其症候診脈是知叔和另立脈法從此搜採耳試觀太陽篇云脈浮者病在表脈浮緊者法當身疼痛脈浮數者法當汗出愈諸條脈法不入辨脈平脈篇是叔和搜採未盡猶遺仲景舊格也由此推之知寸口脈浮為在表及寸口脈浮而緊脈浮而數諸條皆從此等處採出脈有陰結陽結條

未始不在陽明中風中寒之間洒淅惡寒而復發熱者
未始不在少陽寒熱往来之部脈陰陽俱緊者未必非
少陰之文陰陽相搏條未必不在傷寒脈結代之際設
仲景另集脈法或有上下之分決無辨平之別矣名平
名辨皆叔和捜採諸説仲景所云各承家伎者是也叔
和既改换仲景原文獨為傷寒立論十六卷中不知遺
棄幾何而今六經之文夾雜者亦不少豈猶然仲景舊
集哉世以金匱要畧為仲景雜病論共徑麾魅之後乎

六經正義第二

仲景于諸病之表裡陰陽分為六經清理脈症之異同寒熱之虛實使治病只在六經夫一身之病俱受六經範圍者猶周禮分六官以總百職四時分六氣以紀生成也若傷寒不過是六經中一症叔和不知仲景之六經是經畧之經而非經絡之經妄引内經熱病論作序例以冠仲景之書而混其六經之症治六經之理因不明而仲景之平脈辨症能盡合諸病之權衡廢矣夫熱病之六經專主經脈為病但有表裡之實熱並無表裡之虛寒雖因于傷寒已變成熱病故竟稱熱病而云傷

寒之類要知内經熱病即温病之互名故無惡寒症但有可汗可泄之法並無可温可補之例觀温病名篇亦稱評熱病論其義可知矣夫仲景之六經是分區地面所該者廣雖以脈爲經紀凡風寒濕熱内傷外感自表及裡寒熱虛實無乎不包而總名傷寒雜病論所以六經提綱各立一局不爲經絡所拘勿爲風寒畫定也仲景既云撰用素問乃素問皮部論云皮有分部脈有經紀其生病各異别其部分左右上下陰陽所在諸經始終此仲景創立六經部位之源又曰陽主外陰主内故仲景以三陽主外三陰主内又曰在陽者主内在陰者

主出以滲于内故仲景又以陽明主内少陰亦有反發熱者故仲景于表劑中用附子是固其滲也又曰少陰之陰名曰樞儒其入于經也從陽部注于經其出者從陰内注于骨故仲景製麻黄附子湯治發熱脉沈無裡症者此從陽部注經之義也製附子湯治身體骨節痛手足寒背惡寒脉沈者是從陰内注于骨之義也又陰陽離合論太陽為開故仲景以之主表而以脉浮惡寒頭項强痛為提綱立言與熱病頗同而立意自別陽明為闔故以之主裡而以胃實為提綱雖有目痛鼻乾等症而所主不在是少陽為樞少陰亦為樞故皆有半表

半裡症少陽為陽樞歸重在半表故以口苦咽乾目眩
為提綱而不及胸脇痛硬少陰為陰樞故其欲寐不寐
欲吐不吐亦半表半裡症雖有咽乾口燥等症而不入
提綱歸重在半裡也豈惟陽明主裡三陰亦皆主裡而
陰陽異位故所主各不同陽明主裏症之陽陽道實故
以胃實屬陽明太陰主裏症之陰陰道虛故以自利屬
太陰太陰為開又為陰中之至陰故主裡寒而自利厥
陰為闔又為陰中之陽故主裡熱而氣逆少陰為陰中
之樞故所主或寒或熱之不同或表或裡之無定與少
陽相似也請以地理喻六經猶列國也腰以上為三陽

地面三陽主外而本乎裡心者三陽夾界之地也内由
心胸外自巔項前至額顱後至肩背下及手足内合膀
胱是太陽地面此經統理營衛主一身之表症猶近邊
禦敵之國也内自心胸至胃及腸外自頭顱由面及腹
下及于足是陽明地面由心至咽出口頰上耳而斜至
巔外至脇内屬胆是少陽地面此太陽差近陽明猶京
畿矣腰以下為三陰地面三陰主裡而不及外腹者三
陰夾界之地也自腹由脾及二腸魄門為太陰地面自
腹至兩腎及膀胱溺道為少陰地面自腹由肝上膈至
心從脇肋下及于小腸宗筋為厥陰地面此經通三焦

主一身之裡症猶近京夾輔之國矣太陰陽明同居異治猶周召分政之義四經部位有內外出入上下牽引之不同猶定地犬牙相制之理也若經絡之經是六經道路非六經地面矣六經之有正邪客邪合病併病屬脾屬胃者猶寇盜充斥或在本境或及鄰國或入京師之義也太陽地面最大內鄰少陰外隣陽明故病有相關如小便不利本膀胱病少陰病而小便不利者邪入太陽之界也腰痛本腎病太陽病而腰痛者是邪及少陰之界也六七日不大便反頭痛身熱者是陽明熱邪侵入太陽之界也頭項強痛兼鼻鳴乾嘔者是太陽風

邪侵入陽明之界也心胸是陽明地面而為太陽之通衢因太陽主營衛心胸是營衛之本營衛環周不休猶邊邑之吏民士卒會于京畿往来不絶也如喘胸滿者是太陽外邪入陽明地面而騷擾故稱為太陽陽明合病若頭不痛項不強胸中痞硬氣冲咽喉不得息者此邪不自太陽来乃陽明熱邪結于胸中猶亂民聚本境為患也心為六經之主故六經皆有心煩之症如不頭項強痛則煩不屬太陽不往来寒熱則煩不屬少陽不見三陰症者則煩不屬三陰矣故心憒憒心惕惕心中懊憹一切虚煩皆屬陽明以心居陽明地面也陽明猶

京師故心腹皆居其地邪在心為虛煩在腹為實熱心為陽而屬無形腹為陰而屬有形也夫人身之病動關心腹陽邪聚于心陰邪聚于腹肝為陰中之陽故能使陰邪之氣撞于心陽明主在裡之陽故能使陽邪入聚于腹乎更請以兵法喻兵法之要在明地形必先明六經之路繞知賊寇所從来知某方是某府来路某方是某府去路来路猶邊關三陽是也去路是內境三陰是也六經来路各不同太陽是大路少陽是僻路陽明是直路大陰逆路也少陰後路也厥陰邪路也客邪多由三陽来正邪多由三陰起猶外寇自邊關至亂民自內

地生也明六經之地形始得握百病之樞機詳六經之來路乃能操治病之規則如以證論傷寒大寇也病從外來中風流寇也病因旁及雜病亂民也病由中起既認為何等之賊又知為何地所起發于其境便禦之本境移禍隣郡即兩路夾攻如邪入太陽地面即汗而散之猶陳利兵于要害乘其未定而擊之也邪之輕者在衞重者在營尤重者在胸膈猶寇之淺者在關外深者在關上尤深者在關内也麻黄為關外之師桂枝葛根為關上之師大青龍為關内之師凡外寇不靖内地盜賊必起而應之因立兩解法故有大小青龍及桂枝麻

黃加減諸方如前軍無紀致內亂蜂起當重內輕外因有五苓十棗陷胸瀉心抵當等湯邪入少陽地位宜雜用表裡寒熱攻補之品為防禦解利之法如偏裨小路利于短兵不利于矛戟利于守備不利于戰爭也邪之輕者入腠理重者入募原尤重者入脾胃小柴胡腠理之劑也大柴胡募原之劑也小建中半夏瀉心黃芩黃連四物少陽之脾劑也柴胡加芒硝加牡蠣二方少陽之胃劑也如太陽少陽有合併病是一軍犯太陽一軍犯少陽矣用柴胡桂枝湯是兩路分擊之師也甚至三陽合病是三面受敵矣法在獨取陽明陽明之地面清

肅則太少兩路之陽邪不攻自解但得內寇寧而外自愈此白虎所由奏捷耳若陽邪不戢于內地用大承氣以急下之是攻邪以護主若陰邪直入于中宮用四逆湯以急救其裡是強主以逐寇也陽明為內地陽明界上即太陽少陽地面邪入陽明之界雖不犯太陽太陽之師不得坐視而不救故陽明之營衛病即假麻桂等方以汗之邪近少陽地面少陽之師不得高壘而無戰故陽明之腠理病即假柴胡以解之是知陽明之失守非太陽不固即少陽無備所以每每兩陽相合而為病也若邪已在陽明地面必出師奮擊以大逐其邪不

使稍留故用瓜蒂梔豉之吐法以迅掃之若深入内地
不可復驅則當清野千里使無所剽掠是又白虎得力
處也若邪在内延又當清宮除道此三承氣所由取勝
如茵陳豬苓輩又為失紀之師立法矣太陰亦内地少
陰厥陰為夾界太陰居中州雖外通三陽而陰陽既以
[illegible]更有膈膜之藩蔽故寒水之邪從太陽外屬
者輕由少陰内授者重風木之邪自少陽来侵者輕固
厥陰上襲者甚如本經正邪轉屬陽明而為實猶邪老
勢[illegible]下之而愈如陽明實邪轉屬本經而成虚邪邪
[illegible]温補挽回者甚難蓋太陰陽明地面雖分[illegible]

阻隔元氣有餘則邪入陽明元氣不足則邪入太陰但在陽明則陳師鞠旅可背城一戰取勝須臾在太陰則焚劫積蓄倉廩空虛無能禦敵耳厥陰之地相火遊行之區也其本氣則為少火若風寒燥濕之邪一入其境悉化為熱即是壯火其少火為一身之生機而壯火為心腹之大患且其地面通三焦邪犯上焦則氣上撞心心中疼熱消渴口爛咽痛喉痺逼上中焦即手足厥冷脈微欲絕饑不欲食食即吐蚘移禍下焦則熱利下重或便膿血為害非淺猶跋扈之師矣仲景製烏梅丸寒熱並用攻補兼施通理氣血調和三焦為平治厥陰之

主方猶總督内地之大師也其與之水以治消渴茯苓甘草湯以治水多甘草湯以復脈當歸四逆以治厥是間出鋭師分頭以救上焦之心主而安神明也用白虎承氣輩清胃而平中焦之實熱白頭翁四逆散清胃而止下焦之熱利是分頭以救腹中之陰而扶胃脘之元氣耳腎為一府而分陰陽二經少陰一經而兼陰陽兩藏者皆為根本之地故也邪有陰陽兩途藏分陰陽二氣如陽邪犯少陰之陽反發熱心煩咳渴咽痛陽邪犯少陰之陰則腹痛自利或便濃血陰邪犯少陰之陽則身體骨節痛手足逆冷背惡寒而身踡臥陰邪犯少陰

之陰則惡寒嘔吐下利清穀煩躁欲死仲景製麻黄附子細辛黄連阿膠甘草桔梗猪膚半夏苦酒等湯禦陽邪犯少陰之陽也其製桃花猪苓等湯禦陽邪入少陰之陰也附子呉茰四逆等湯禦陰邪犯少陰之陽也通脈四逆茯苓四逆乾姜附子等湯禦陰邪入少陰之陰也少陰為六經之根本而外通太陽内接陽明故初得之而反發熱與八九日而一身手足盡熱者是少陰陽邪侵及太陽地面也自利純清水心下痛口燥舌乾者少陰陽邪侵及陽明地面也出太陽則用麻黄為鋭師而督以附子入陽明則全大承氣而不設監制是猶用

嚮道與本部不同法也其陰邪侵入太陰則用理中四逆加人尿猪胆亦猶是矣嗟乎不思仲景所集安能見病知源哉

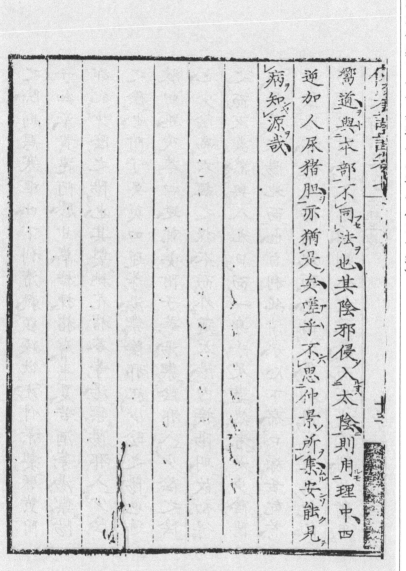

合併啓微第三

病有定體故立六經而分司之病有變遷更求合病併病而互參之此仲景立法之盡善也夫陰陽互根氣雖分而神自合三陽之裡便是三陰三陰之表即是三陽如太陽病而脈反沉便合少陰少陰病而發熱便合太陽陽明脈遲即合太陰太陰脈緩即合陽明少陽脈小是合厥陰厥陰脈浮是合少陽雖無併合之名而有併合之實或陽得陰而解陰得陽而解或陽入陰而危陰亡陽而逆種種脈症不一學者當于陰陽兩症中察病勢之合不合更于三陽三陰中審其症之併不併陰病

治陽陽病治陰扶陽抑陰瀉陽補陰等法用之恰當矣
三陽皆有發熱症三陰皆有下利症如發熱而下利是
陰陽合病也陰陽合病陽盛者屬陽經則下利為實熱
如太陽陽明合病陽明少陽合病太陽少陽合病必自
下利用葛根黃芩等湯是也陰盛者屬陰經則下利為
虛寒如少陰病吐利反發熱者不死少陰病下利清穀
裡寒外熱不惡寒而面色赤用通脈四逆者是也若陽
與陽合不合于陰即是三陽合病則不下利而自汗出
為白虎症也陰與陰合不合于陽即是三陰合病不發
熱而吐利厥逆為四逆病也併病與合病稍異合則一

時並見併則以次相乘如太陽之頭項強痛未罷逆見脈弦眩冒心下痞硬是與少陽併病更見譫語即三陽併病矣太陽與陽明併病太陽症未罷者從太陽而小發汗太陽病已罷者從陽明而下之其機在惡寒發熱而分也然陽明之病在胃家實太陽陽明合病喘而胸滿者不可下恐胃家未實耳若陽明與太少合病必自下利何以得稱陽明要知協熱下利即胃實之始內經所云暴注下迫皆屬于熱其脈必浮大弦大故得屬之陽明而不係太陰也若下利清穀裡寒外熱脈浮而遲者則浮不得屬之表而遲則為在藏若見脈微欲絕即

身不惡寒而面色赤者又當屬之少陰蓋太陰陽明下利之辨在清穀不清穀而太陰少陰之清穀又在脈之遲與微爲辨也夫陽明主胃實而有協熱利太陰主下利清穀又因脈微細而屬少陰脈微下利反見陽明之不惡寒而面色赤若不干合併参之安知病情之變若是而為之施治哉

風寒辨惑第四

風寒二氣有陰陽之分又相因為患蓋風中無寒即是和風一夾寒邪中人而病故得與傷寒相類亦得以傷寒名之所以四時皆有風寒而冬月為重傷寒中風各有輕重不在命名而在見症太陽篇言中風症者二一曰太陽中風陽浮而陰弱陽浮者熱自發陰弱者汗自出嗇嗇惡寒淅淅惡風翕翕發熱鼻鳴乾嘔者桂枝湯主之一曰太陽中風脈浮緊發熱惡寒身疼痛不汗出而煩躁者大青龍湯主之以二症相較陽浮見寒之輕浮緊見寒之重汗出見寒之輕不汗見寒之重嗇嗇淅

淅見風寒之輕翕翕見發熱之輕發熱惡寒見寒熱之俱重鼻鳴見風之輕身疼見風之重自汗乾嘔見煩之輕不汗煩躁見煩之重也言傷寒脈症有二一曰太陽病或未發熱或已發熱必惡寒體痛嘔逆脈陰陽俱緊者名曰傷寒一曰傷寒脈浮自汗出小便數心煩微惡寒脚攣急以二症相較微惡寒見必惡寒之重體痛見脚攣急之輕自汗出小便數心煩見傷寒之輕或未發熱見發熱之輕必先嘔逆見傷寒之重脈浮見寒之輕陰陽俱緊見寒之重中風傷寒各有輕重若此今人但知分風寒之中傷而不知分風寒之輕重于是有傷寒

見風中風見寒之遁辭矣夫風為陽邪寒為陰邪各不
矣其陰陽之性故傷寒輕者全似中風獨脚攣急不似
蓋腰以上為陽而風傷于上也中風重者全似傷寒而
煩躁不似蓋寒邪嘔而不煩逆而不躁也然陰陽互根
煩為陽邪煩極致躁躁為陰邪躁極致煩故中風輕者
煩輕中風重者煩躁傷寒重者煩躁傷寒輕者微煩微
煩故脈不浮緊如本論所云凡欲自解者必當先煩乃
有汗而解以脈不緊知汗出解也凡傷寒見煩則寒氣
欲解煩躁則陽為寒鬱而邪轉盛故傷寒一日若煩躁
者為欲傳六七日躁煩者為陽去入陰也因病人所禀

之陽氣不所而受邪之部位陰陽更不類故陽有多少熱有微甚如太陽爲先天之巨陽其熱發于營衛故一身手足壯熱陽明乃太少兩陽相合之陽其熱發于肌肉故蒸蒸發熱少陽爲半表之陽其熱發于腠理時開時闔故往来寒熱此三陽發熱之差別也太陰爲至陰無熱可發而爲胃行其津液以貫四旁故得生四肢而發熱于手足所以太陰傷寒手足自温太陰中風四肢煩疼耳少陰爲封蟄之本若少陰不藏則坎陽無蔽故有始受風寒而脈浮發熱者或始無表熱八九日来熱入膀胱致一身手足盡熱者厥陰當兩陰交盡一陽之

初生其傷寒也有從陰而先厥後熱者有從陽而先熱後厥者或陽進而熱多厥少或陽退而熱少厥多或陰陽停而厥與熱相應者是三陰發熱之差別也太陽為父多陽盛之病如初服桂枝而反煩解半日許而復煩下之而脈仍浮氣上沖與不汗出而躁煩服藥微除而煩瞑發衄者皆陽氣重故也少陰為雌多亡陽之病如下利清穀手足厥逆脈微欲絕惡寒踡臥吐利汗出裡寒外熱不煩而躁皆亡陽也又内經病形篇云邪中于項則下太陽中于面則下陽明中于頰則下少陽其中膺背兩脇亦中其經故本論太陽實邪有中項中背之別

中項則頭項強痛中背則肩背几几也陽明有中面中
膺之別中面則目疼鼻乾中膺則胸中痛硬也少陽有
中頰中脇之別中頰則口苦咽乾中脇則脇下痛硬也
此岐伯中陽溜經之義又云邪中于陰從臂胻始自經
及藏藏氣實而不能容則邪還于府故本論三陰皆有
自利症是寒邪還府也三陰皆有可下症是熱邪還府
也此岐伯中陰溜府之義本論傳經傳字之義各各不
同傷寒一日太陽受之脈若靜者為不傳是指熱傳本
經陽明無所復傳始雖惡寒二日自止是指寒傳本經太
陽至七日已上自愈者以行其經盡故也言七日當來

復之晨太陽一經之病當盡非日傳一經七日復傳太陽之謂若復傳不當曰盡若日一經不當曰行其經矣若欲再作經是太陽不罷而併病陽明使經不傳是使陽明之經不傳太陽之熱非再傳少陽之謂也以上已非七日傳經之義矣太陽與陽明少陽地位相近故太陽陽盛而不罷便轉屬陽明陽已衰而不罷便轉係少陽若陽陷便轉係太陰陽虛則轉入少陰陽逆則轉屬厥陰矣陽明萬物所歸故六經皆得轉屬而陽明無所復傳是知陽明無轉屬少陽之症矣陽明太陰俱屬于胃胃實則太陰轉屬陽明胃虛則陽明轉屬太陰矣少

陰與二陰地位相近受太陰之寒則吐利清穀受厥陰之熱則咽痛便血也厥陰為陰之盡示如陽明之無所復傳然陰出之陽則熱多厥少陰極亡陽則熱少厥多此即少陽往來寒熱之變局也按本論云太陽病發熱汗出惡風脈緩者為中風又云太陽中風脈浮緊不汗出而煩躁又云陽明中風脈弦浮大不得汗令觀之不得以無汗為非中風矣本論云太陽病或未發熱或已發熱必惡寒體痛嘔逆脈陰陽俱緊者名傷寒而未嘗言無汗又云頭痛發熱身疼腰痛骨節疼痛惡風無汗而喘者麻黃湯主之此不疑以傷寒又不言惡寒又云

傷寒脈浮自汗出微惡寒合觀之不得以有汗為非傷寒矣今人但據桂枝條之中風自汗而不究傷寒亦有自汗出者但以麻黄症之無汗為傷寒而不究中風最多無汗者謂傷寒脈浮緊中風脈浮緩而不知傷寒亦有浮緩中風亦有浮緊者知三陽脈浮三陰脈沉不知三陰亦有浮脈三陽亦有沉脈者總是據一條之說不理會全書耳當知麻黄大青龍治中風之重劑桂枝葛根湯治中風之輕劑傷寒可通用之非主治傷寒之劑也世皆推桂枝為中風主劑而不敢以大青龍為中風之劑者是惑于中風見寒脈傷寒見風脈之謬也不敢

以麻黃為中風之劑者是疑于有汗為中風無汗為傷寒之謬也風為陽邪因四時之氣八方之來而為變遷且一日亦具有四時之氣氣運更有淫鬱勝復之不同故有麻黃桂枝葛根青龍等法當知四時俱有中風俱行傷寒不得拘春傷于風冬傷于寒之一說矣太陽經多中風方麻黃桂枝葛根大青龍是也少陰經多傷寒方如麻黃附子細辛真武附子茱萸白通四逆通脈等湯是也中風諸方可移治傷寒傷寒諸方不可移治中風寒可溫而風不可以熱治也風為陽邪故中風雖在少陰每多陽症寒為陰邪故傷寒雖在太陽每多陰症

太陽經多中風宼陽從陽也少陰經多傷寒症陰從陰也夫風者善行而數變故脈症皆不可拘自變者觀之其症或自汗鼻鳴或無汗而喘或不汗出而煩躁或下利嘔逆或渴欲飲水或往來寒熱或口苦咽乾或短氣腹滿鼻鳴嗜臥或目赤耳聾胸滿而煩或四肢煩疼種種不同其脈或浮緩或浮緊或弦而浮大或陽微陰濇或陽微陰浮亦種種不同自不變者而觀之惟浮是中風之主脈惡風是中風之定症蓋風脈變態不常而浮為真體風症變幻多端而惡風其真情也仲景廣設諸方以曲盡其變耳蓋寒之傷人也有三霧露風雨冬春

霜雪此天之寒氣也幽居曠室磚地石階大江深澤邃谷高山地之寒氣也口食寒物藏冰瓜菓人之寒氣也此義最淺諸書莫之或及而以冬寒春温時疫之三症淹之何不求致病之因而歸時令之變耶夫寒因爲冬然三時豈必無寒第寒有輕重傷亦有輕重不拘定于冬温固爲春氣而三時亦病温且温隨時其因冬月傷寒而致者少即冬時病温亦因其人陰虚而發豈冬中之熾氣即有毒以傷人乎若時行疫氣正天地温熱之鬱涼風一起疫邪自散豈遇寒而反重耶疫與寒如風馬牛之不相及何得以寒冠時行之疫若爲暴寒所折

而病即是三時之傷寒勿得妄以疫名謂三四月陽氣尚弱為寒折而病熱輕五六月陽氣已盛為寒折而病熱重八九月陽氣已衰為寒折而病熱微此粥和無暬之說也夫病寒病熱當審其人陰陽之盛衰不得拘天氣之寒熱天氣之寒熱傷人必因其人陰陽之多少元氣之虛實為輕重不全憑時令之陰陽為轉移也仲景製方以平脈辨症為急務不拘受病之因不局歲病之時為施治今謂麻桂二湯只宜于冬月之正傷寒而三時不可輕用其失豈不多乎傷寒二字顧名思義寒傷于表法當温散寒傷于裡法當温補仲景治傷寒止有

温散温補二法其清火凉觧吐下等劑正謂温暑時疫而設所以治熱非以治寒治熱淫于内非治寒傷于表也今傷寒家皆曰仲景治温暑必另有方傷寒只有汗吐下三法將温補正法置之勿用反曰傷寒無補法於是人傷於天地之寒者輕傷于醫師之法者重矣

温暑指歸第五

内經論傷寒而反發熱者有三義有當時即發者曰人傷于寒則為病熱也有過時發熱者曰冬傷于寒春必病温也有隨時易名者曰凡病傷寒而成温者先夏至日為病温後夏至日為病暑也夫病温暑當時即病者不必論凡病傷寒而成者雖由于冬時之傷寒而根實種于其人之鬱火内經曰藏于精春不病温此特冬傷于寒春必病温之源先夏至為病温後夏至為病暑申明冬不藏精夏亦病温之故夫人傷于寒則為病熱其恒耳此至春夏而病者以其人腎陽有餘好行淫慾不

避寒冷爾時雖外傷于寒而陽氣足禦之但知身著寒而不為寒所病然表寒雖不得內侵而虛陽亦不得外散仍下陷入陰中故身不知熱而亦不發熱所云陽病者上行極而下也冬時收藏之令陽不遽發寒愈久而陽愈匿陽日盛而陰愈虛若寒日少而蓄熱淺則陽火應春氣而病溫寒日多而鬱熱深則陽火應夏氣而病暑此陰消陽熾從內而達于外也叔和不知此義謂寒毒藏于肌膚至春變為溫病至夏變為暑病夫寒傷于表得熱則散何以能藏設無熱以禦之必深入藏府何以止藏于肌膚且能藏者不能變何以時換而

乎不知原其人之自傷而但咎其時之外傷不知傷寒
之下因不究熱傷其本妄擬寒毒之能變熱不知内陷之
陽邪發見其本來面目也不謂辛苦之人春夏多温熱
病皆因冬時觸寒所致而非時行之氣不知辛苦動摇
筋骨凡動則為陽往往觸寒即散或因飢寒而病者有
之或因勞倦而發熱者有之故春夏因虛而感時行之
氣者不少矣若夫春夏温熱由冬時觸寒所致者偏在
總煖淫慾之人不知持滿竭津耗真陽強不能密精失
守而陰虛故遺禍至春夏也内經論之脈症治法甚詳
學者多不得其要領仲景獨挈發熱而渴不惡寒為提

則洞悉溫病之底蘊令內經冬不藏精之指熱論以口燥舌乾而渴屬少陰少陰者封蟄之本精之處也少陰之表名曰太陽太陽根起于至陰名曰陰中之陽故六陽病當惡寒此發熱而不惡寒是陽中無陰矣而即見少陰之渴太陽之根本悉露矣於此見逆冬氣則少陰不藏腎氣獨沈孤陽無附而發爲溫病也溫病症治詳見六經如傷寒發熱不渴脈浮已渴者是傷寒溫病之關寒去而熱罷即傷寒欲解症寒去而熱不解是溫病發見矣如服桂枝湯大汗出後大煩渴不解脈洪大者即是溫熱猖獗用白虎加人參預保元氣于清火之時

是凡病傷寒而成温者之正法也因所傷之寒邪隨大汗而解所成之温邪隨大汗而發焉得無虞設不加參則熱邪因白虎而解安保寒邪不因白虎而來耶是傷寒者當補治病必求其本耳如服柴胡湯已渴者屬陽明也以法治之夫柴胡湯有參甘苓棗皆生津之品服已反渴是微寒之劑不足以解温邪少陽相火直走陽明也是當用白虎加人參法若柴胡加人參法非其治矣夫相火寄甲乙之間故肝膽為發温之原腸胃為市故陽明為成温之藪若夫温熱不因傷寒而致者只須扶陰抑陽不必補中益氣矣且温邪有淺深治法有輕

重。如陽明病、脈浮發熱、渴欲飲水、小便不利者、猪苓湯主之。瘀熱在裡、不得越、身體發黃、渴欲飲水、小便不利者、茵陳湯主之。少陰病得之二三日、口燥咽乾者、大承氣湯急下之。厥陰病下利、欲飲水者、白頭翁湯主之。此仲景治溫之大畧也。夫溫與暑、偶感天氣而病者、[illegible]不藏精者、其病重。此為自傷。若再感風土之異氣、此三氣相合而成溫疫也。溫熱利害、只在一人、溫疫移害禍延隣里。今人不分溫熱溫疫、渾名溫病、令人惡聞、以辭害義矣。吳又可溫疫論、程郊倩熱病論、俱有至理、恐不復贅。

痙濕異同第六

六氣為病皆能發熱然寒與熱相因暑與濕相從獨燥與濕相反濕病多得之地氣燥病多得之内因此病因之殊同也病機十九條燥症獨無若諸痙項強皆屬于濕愚竊疑之今本論有痙濕之分又曰太陽病發汗太多因致痙則痙之屬燥無疑也夫痙以狀命名因血虚而筋急耳六氣為患皆足以致痙然不熱則不燥不燥則不成痙矣六經皆有痙病須審部位以別之身以後者屬太陽則頭項強急項背几几脊強反張腰似折髀不可以曲膕如結皆其症也身之前者屬陽明頭面動

搐口噤齒齘缺盆紐痛脚攣急皆其症也身之側者屬
少陽口眼喎斜手足牽引兩脇拘急半身不遂皆其症
也若腹内拘急因吐利而四肢拘急是太陰痓惡寒踡
臥尻以代踵脊以代頭俛而不能仰者是少陰痓睪丸
上升宗筋下注少腹裡急陰中拘攣膝脛拘急者厥陰
痓也若痓之挾風寒者其症發熱無汗而惡寒氣上冲
胸而小便少其脈必堅緊其狀必強直而口噤此得之
天氣内經所云諸暴強直皆屬於風者是也其勢勇猛
故曰剛痓病因外來當逐邪而解外痓有挾本邪而爲
患者其邪從内出故發熱汗出而不惡寒其脈則沉遲

其狀則項背強几几此得之地氣內經云諸痙項強皆屬于濕者是也其勢弱耎故名柔痙病因于內當滋陰以和內要知屬風之痙不因風而因熱屬濕之痙不因濕而因燥治風君葛根治濕君栝蔞根者非以治風實以生津非以治濕實以潤燥耳夫痙之始也本非正病必夾雜于他症之中人之病此者世醫但指為風所以不明其理善醫者必于他症中審察而預防之如項強痛即痙之一端是太陽之血虛故筋急也治風寒不惜津液所以發汗太多因致痙者多矣夫痙本有由來一經妄治即奇形畢現項背強几几是痙之徵兆故用葛

根身體強是痓之已著故用栝蔞根臥不着席腳攣急
口噤齘齒是痓之劇甚故用大黃芒硝無非取[illegible]
之品以滋養陰血不得與當汗不汗者同例也[illegible]傷寒
脈浮自汗心煩惡寒而見腳攣急是痓之勢成便當[illegible]
陰存液而不得仍作傷寒主治故與桂枝湯則厥[illegible]
甘草湯其腳即伸此明驗矣第以表症未除不得用承
氣若詀語者少與調胃承氣是又與不着席者與大承
氣湯同此機彀也凡痓之為病因外邪傷筋者少因血
虛筋急者多誤作風治則辛散助陽眞陰愈虛燥劑驅
風血液愈涸故痓得之暴起者少妄治而致者多盡而

不補不死何待非調治營衛求易奏捷也○內經曰諸濕腫滿皆屬于脾又曰濕勝則濡瀉此指濕傷于內者言也又曰地之濕氣感則害人皮肉筋骨又曰因于濕首如裹此指濕傷于外者言也若濕而兼熱則大筋緛短小筋弛張即柔痓之變見矣陽明篇有濕熱發黄之症并和不為別論獨取太陽之風濕相搏者亦搜拭之疎失也內經曰陽受風氣陰受濕氣故傷風上先受之傷濕下先受之皆風濕對言本論則風濕合言也風濕相合則陰陽相搏上下內外皆病矣所以身體煩疼不能轉側骨節掣痛不能屈伸小便不利大便反快也內

經曰風濕之傷人也血氣與邪并客于分肉之間其脉堅大故曰實寒濕之中人也皮膚不收肌肉堅緊榮血濇衛氣去故曰虛此又以濕家虛實因風寒而分也士論傷寒發汗寒濕在裡不解身目為黃與陽明之熱不得越瘀熱在裡身體發黃者丨下不當下亦以寒濕[illegible]熱分虛實矣內經以風寒濕三氣合而成痺本論又合風寒濕熱四氣而名濕痺當知痺與痙皆由濕變夫但下濕也濕去燥極則為痙久留而着則為痺痺為壞痙為虛痙濕異形虛實亦殊因不得妄以痙屬風亦不得以因于濕而竟視痙為濕矣

平脈準繩第七

上古以三部九候決死生是遍求法以不迎寸口趺陽辨吉凶是扼要法自難經獨取寸口之說行不迎趺陽不參矣氣口成寸為脈之大會死生吉凶之係焉是亦可取然自有脈經以來諸家繼起各以脈名取勝泛而不切在診法取其約于脈名取其繁此仲景所云馳競浮華者是也仲景立脈法只在脈之體用上推求不在脈之名目上分疏故以陰陽為體則以浮大動滑數為陽之用沈濇弱弦遲為陰之用以表裡為體則以浮為表用沈為裡用以藏府為體則以數為府用遲為藏用

如以浮沈為體則以浮中沈各有遲數為用以浮為體則大動滑數為用之常濇弱弦遲為用之變體用之間見脈之變化而致病之因與病情之虛實病机之輕重轉移亦隨之而見全在診脈之巧看法之細耳脈理太綱不外名陽名陰之十種陰陽配偶惟見五端浮沈是脈體大弱是脈勢滑濇是脈氣動弦是脈形數遲是脈息不得概以脈象視之脈有對看法有正看法有反看法有平看法有變看法有徹底看法如有浮即有沈有大即有弱與滑濇遲數合之于病則浮為在表沈為在裡大為有餘弱為不足滑為血多濇為氣少動為搏陽

弦為搏陰數為在府遲為在藏此對看法也如浮大動數滑脈氣之有餘者名陽沈濇弱弦遲脈氣之不足者名陰此正看法也當知其中有陰陽勝腹之病机夫陰陽之轉旋也有餘而往不足隨之不足而往有餘從之又其始也為浮為大為數為動為滑其繼也反沈反弱反弦反濇反遲此是陽消陰長之机其始也為沈為弱為弦為濇為遲其繼也微浮微大微數微動微滑此是陽進陰退之机皆病為欲愈此反看法也浮而更兼大動滑數之陽脈是為純陽必陽盛陰虛之病矣沈而更兼弱濇弦遲之陰脈是為重陰必陰盛陽虛之病矣此

為平看法如浮弱浮濇浮弦浮遲此陽中有陰其人陽虛而陰氣伏于陽中也將有亡陽之變當以扶陽為急矣如沈大沈濇沈數此陰中有陽其人陰虛而陽邪下陷于陰中也將有陰竭之患當以存陰為深慮矣此為變看法如五陽之脈體雖不變始之有力終之無力而微知陽將絕矣五陰之脈喜變為陽若忽見五陽之狀是陰極似陽此反照不長餘燼易滅也是為徹底者法更有眞陰眞陽看法凡陰病見陽者生陽病見陰者死也成註只據傷寒說觀凡字知脈法不專為傷寒說此見仲景活法矣脈以胃氣為本名陽名陰本非陰陽

之實因胃氣稍虛則陰陽偏重較之平脈有餘名陽不足名陰耳如陽病兼外傷六氣陰病兼内傷精氣若專指傷寒之陰症陽症則淺矣陽脈指胃脘之真陽經所謂二十五陽者是也陰病見陽脈是胃氣未傷故主生内經所云別于陽者知病起時也陰脈見五藏之真陰胃脘之陽不至于手太陰五藏之真陰來見是脈無胃氣故見陰主死内經所謂別于陰者知死生之期也要見沉濇弱弦遲是病脈不是死脈其見于陽病最多陽病見浮大動數滑之不休即是死脈陰病見浮大數數滑之脈每見陰極似陽未必即可生之機也若真

脉至如肝脈之中外急心脈堅而搏肺脈浮而大腎脈彈石脾脈如距喙皆又見有餘之象並可以陽[illegible]曰邪氣來也緊而疾穀氣來也徐而和則又不得以遲數論陰陽矣凡脈之不浮不沉而在中不遲不數而五至者謂之平脈是有胃氣可以神求不可以象求也若一見浮沉遲數之象斯為病脈矣

浮沉遲數本不可以藏府分既有陰陽之可名即以陽表陰裡府陽藏陰定之以為病所在耳試觀脈之浮為在表應病亦為在外然脈浮亦有裡証或表邪初陷或裡邪欲出究竟不離于表故主表其大綱也沉

為在裡應病亦為在裡然亦有表症或陽病見陰而危
或陰出之陽而愈究竟病根于裡故主裡其大綱也數
陽主熱而數有浮沈浮數主表熱沈數主裡熱有病在
藏者然其由必自府以陽脈營其府故主府也遲陰主
寒而遲亦有浮沈浮遲應表寒沈遲應裡寒有病在府
者然其根必自藏以陰脈營其藏故主藏也脈象種種
總指于四者之中又以獨見為準則獨見何部即以其
部定表裡藏府之所在病無遁情矣然陰陽之十脈表
裡藏府之四診皆指脈之體用言若診法之體用則又
以病為體脈為用請以浮脈言之其他可類推如脈浮

者病在表則必有發熱惡寒之表症必有三部皆同無遲數動滑大小此太陽之脈體因風寒在表而曰陽之陽欎之然脈不但浮必有兼見發熱有發熱之脈象惡寒有惡寒之脈象如寸口脈浮而緊是浮為風象緊為寒象也此為陽中有陰乃陽之變見然寒不協風則寒在皮毛玄府不閉風不夾寒但能鼓動衛氣不能深入于營而發熱惡寒頭項骨節俱痛惟風挾寒邪其勢始猛此風則傷衛寒則傷營初非有二義也衛氣不能衛外内擾營氣而為煩營氣不得交通内迫于骨節而作痛營衛俱病發熱所由來矣如脈浮而數為陽中見陰

是陽脈之正局然不得即認陽為有餘實因陽氣不足反見有餘之象也夫脈為血府實由氣行長則氣治短則氣病弦脈象長數脈象短數脈因于風氣之不足則數為虚可知風為陽邪風則為熱虚為寒邪虚則為寒虚寒相搏于營衛營衛之氣不足以禦之此惡寒所由來也上條陽中有陰而反微其發熱此條陽中見陰而反微其惡寒是互文見義此脈皆當發汗而但浮有不同故又云脈浮緊者法當身疼痛宜以汗解之假令尺中遲不可發汗以營氣不足血少故也可知用麻黃湯不専治寒傷營者皆仲景法矣又云脈浮數者法當汗

出愈若尺中脈微此裏虛不可發汗則又見脈浮數者不可概用麻黃又云傷寒解半日許復煩脈浮數者可更發汗宜桂枝湯則所云須表裏實津液自和便自汗出愈者啜稀粥示法耳夫人之尺脈如樹之有根不[illegible]浮數浮緊皆據尺脈以審虛實此又仲景爲浮爲芤之註疏矣十脈中無緊脈緊即弦之轉旋按之不移是靜爲陰之體轉旋無常是動爲陽之用故浮中見緊係在中風與傷寒之陰陽俱緊者殊矣緊與數相似緊以氣來之長爲脈中有陽之實脈數以氣來之短爲陽中有陰之虛脈也若脈浮而大是陽中見陽此兩陽合明

之脈然則不遲遲大必至三四日乃大是陽明內熱外見之脈此浮不得仍為在表當知大為病進故見心下反硬即攻之不令發汗耳若脈浮而遲面色赤而戰慄者是陽中見陰故面見假熱而身見真寒此因遲為在藏故無陽不能作汗而浮為在表則又當漬形以為汗之法矣遲因浮而從表浮因大而從裡浮兼數而反虛緊入浮而成實則表裡藏府陰陽虛實之間悉屬定不定法也

傷寒論翼卷上終

傷寒論翼目次

八卷

傷寒論翼卷下

慈谿　何琴　韻伯編
崑山　馬中驊驤北較

太陽病解第一　凡十二條

仲景六經各有提綱一條，猶大將建旗鼓，使人知所向，故必擇本經至當之脈症標之，學者須從其提綱以審病之所在。然提綱只是正面，讀者又要看出底板，細玩其四旁，參透其隱曲，則良法美意始得了然。如太陽提綱脈浮頭項強痛惡風八字，是太陽受病之正面，讀者

要知三陽之脈俱浮三陽俱有頭痛症六經受寒俱各
惡寒惟頭項強痛是太陽所獨也蓋太陽為諸陽主氣
頭為諸陽之會項為太陽之會故也如脈浮惡寒發熱
而頭不痛項不強便知非太陽病如但頭痛而不項強
亦非太陽定局如項強痛反不惡寒脈反沉不可謂非
太陽病或溫邪內發或吐後內煩或濕流關節或病關
少陰法當救裡者也因當浮不浮當惡不惡故謂之反
所謂看出底板以此前輩以一日太陽七日復轉之說
拘之故至今不識仲景所稱太陽病太陽病有身痛身
並腰脊骨節疼痛鼻鳴乾嘔嘔逆煩躁胸滿背強咳渴

汗出惡風無汗而喘等症仲景以其或然或否不可拘定故散見諸節而不入提綱又太陽為巨陽陽病必發熱提綱亦不言及者以始受病或未發熱故也其精細如此故診者于頭痛項強必須理會此等兼症更細審其惡風惡寒之病情有汗無汗之病機已發熱未發熱之病勢以探其表病之虛實是從旁細看法也即于此定有汗為桂枝症無汗為麻黃症無汗煩躁大青龍症乾嘔發熱而咳小青龍症項背強几几葛根症用之恰當效如桴鼓前輩以桂枝主風傷衛麻黃主寒傷營大青龍主中風見寒傷寒見風分三綱之說拘之所以埋

沒仲景心法又敗壞仲景之正法
脈浮只講得脈體之正面診者當於浮中審其強弱遲
數緊緩滑濇弦芤故太陽一症有但浮浮弱浮緩浮遲
浮數等脈散見于諸條或陽浮而陰弱或陰陽俱緊或
陰陽俱浮或尺中遲或尺中脈微或寸緩關浮尺弱必
體認以消息其裡之虛實是從中索隱法若謂脈緊是
傷寒脈緩是中風脈緊有汗是中風見寒脈緩無汗是
傷寒見風夫既有傷寒中風之別更有傷寒中風之渾
使人無下手處矣凡見脈浮遲浮弱者用桂枝浮緊浮
數者用麻黃不必于風寒而鑿分但從脈之虛實而施

治是仲景治法亦是定法

仲景書只宗陰陽大法不拘陰陽之經絡也夫陰陽散之可千推之可萬以心為陽中之太陽故更稱巨陽以尊之又中身之上名曰廣明太陽之前名曰陽明廣明亦君主之尊稱廣明居陽明之上故六經分位首太陽次陽明又腰以上為陽膀胱位列下焦之極底其經名為足太陽以手足陰陽論實陰中之少陽耳以六府為陽論與小腸之太陽同為受盛之器耳不得混膈膜之上為足之太陽也

今傷寒書皆以膀胱為太陽故有傳足不傳手之謬不

知太陽為巨陽為君為父為經為陽中之最尊惟心為陽中之陽故六經分位首太陽次陽明膀胱位列下焦州都之官必待氣化而後出不過與小腸同為受盛之器耳此為經絡之通行非陰陽之大會仲景以心為太陽故得統一身之氣血內有五藏六府之經隧若膀胱者何得外司營衛而為諸陽主氣哉其與腎為表裡是足經相絡之一義也且表裡亦何常之有如太陽與少陽併病刺肺俞肝俞豈非以胆居肝外為少陽之表肺居心外為太陽之表耶

少陰病一身手足盡熱以熱在膀胱必便血夫熱在膀

胱乃仍稱少陰病是膀胱屬腰以下之陰得為少陰之府不得為六經之太陽故不稱太陽病又太陽不解熱結膀胱其人如狂以太陽隨經瘀熱在裡熱在下焦下血乃愈蓋太陽為最高故太陽病以頭項強痛提綱此又熱結下焦是太陽陽邪下陷之變症也要知膀胱為太陽之根底非主表之太陽為太陽之經隧非太陽之都會為太陽主血之裡非諸陽主氣之太陽也

傷寒最多心病以心當太陽之位也心為君主寒為賊邪君火不足寒氣得以傷之所以名為火病今之傷寒家反以太陽為寒水之經因有以寒召寒之說不審寒

[illegible]猶若主之治水東射火之義矣夫人傷于寒熱雖盛不死者以熱之所在為邪之所留熱之所在是心火之[illegible]主也服桂枝而反煩解半日許而復煩大青龍之煩[illegible]小青龍之水氣十棗湯之心下痞硬白虎五苓之煩渴心煩皆心病也若妄治後叉手冒心恍惚心亂心下逆滿往往關心是心病為太陽主治也然心為一身之主六經皆能病及故陽明有憒憒惕惕懊憹等症少陽有煩悸支結等症太陰之暴煩少陰之心中溫溫欲吐厥陰之氣上冲心心下疼熱皆心病也何前輩有傷足不傷手之說夫心主營肺主衛風寒來傷營衛即是手

經矣且太陽接胃倶稱陽明小腸通膀胱倶稱太陽傷則倶傷何分手足如大便硬是大腸病豈專指胃言小便不利亦是小腸病豈指膀胱且汗爲心液如汗多亡陽豈止坎中之陽不于膻中之陽不明仲景六經故有傳經之妄

人知太陽之經行背而不知背爲太陽之主知太陽主表而不知太陽之所根知膀胱爲太陽之裡而不知心肺爲太陽之裡因不明内經之陰陽所以不知太陽之地面内經以背爲陽腹爲陰五藏以心肺爲陽而屬于背故仲景以心中胸中屬三陽脾腎爲陰而屬于腹故

仲景以腹中之症屬三陰營衛行于表而發源于心肺故太陽病則營衛病營衛病則心肺病矣心病則惡寒肺病則發熱心病則煩肺病則喘芍藥止煩麻黄散熱杏仁除喘桂枝療寒所以和營正所以寧心是以調衛正所以保肺麻桂二方便是調和内外表裡兩解之劑矣如大青龍用石膏以治煩燥小青龍用五味乾姜以除欬皆以表劑中即兼治裡後人妄謂仲景方治表不治裡弗思耳

太陽主表為心君之藩籬猶京師之有邊關也風寒初感先入太陽之界惟以汗為急務得汗而解猶邊關之

有備也必發汗而解是君主之令行也若發汗而汗不出與發汗而仍不解是君主之令不行也夫汗為心液本水之氣在傷寒為天時寒水之氣在人身為皮膚寒濕之氣在發汗為君主陽和之氣也陽和內發寒邪外散矣故治太陽傷寒以發汗為第一義若君火不足則胃液之輸于心下者不能入心為汗又不能下輸膀胱所以心下有水氣也故利水是太陽之第二義若君火太盛有煩躁消渴等症恐不戢而自焚故清火是太陽傷寒之反治法若君火衰微不足以自守風寒內侵于藏府必扶陽以禦之故溫補又是太陽傷寒之從治法

其他救弊諸法種種不同大法不外乎是
發汗利水是治太陽兩大法門發汗分形層之次第利
水定三焦之高下皆所以化太陽之氣也發汗有五法
麻黃湯汗在皮膚是發散外感之寒邪桂枝湯汗在經
絡是疏通血脈之精氣葛根湯汗在肌肉是升提津液
之清氣大青龍汗在胸中是解散內擾之陽氣小青龍
汗在心下是驅逐內畜之水氣其治水有三法乾嘔而
咳水入即吐是水氣在上焦在上者汗而發之小青龍
五苓散是也心下痞硬滿而痛是水氣在中焦中滿者
瀉之于內十棗湯大陷胸是也熱入膀胱小便不利是

水氣在下焦在下者引而竭之桂枝去桂加茯苓白朮是也

太陽之根即是少陰緊則為寒本少陰脈太陽病而脈緊者必無汗雖太陽衛外而為固亦賴少陰藏精而為守故不得有汗也人但知其表實而不知其裡亦實故可用麻黄湯而無患若脈陰陽俱緊而反汗出者是陽不固而陰不守此亡陽而陰獨存矣曰此屬少陰者是指太陽轉屬少陰而非少陰本病

太陽陽虛不能主外内傷真陰之氣使露出少陰底板少陰陰虛不能主内外傷太陽之氣使假借太陽之面

目所以太陽病而脈反沈用四逆以急救其裡少陰病而表反熱用麻辛以微解其表此表裡輕重兩解法也

傷寒一日太陽受之即見煩躁是陽氣外發之機六七日乃陰陽自和之際反見煩躁是陽邪內陷之兆所云陽去入陰者指陽邪下陷言非專指陰經也或入太陽之府而熱結膀胱或入陽明之府而胃中乾燥或入少陽之府而脇下硬滿或入太陰而暴煩下利或入少陰而口舌乾燥或入厥陰而心中疼熱皆入陰之謂後人以傳經惑之因不知有入陰轉屬之義矣

陽明病解第二 凡十六條

按陽明提綱以裡症為主雖有表症仲景意不在表為有諸中而形諸外也或兼經病仲景意不在經而根于胃也太陰陽明同處中州而太陰為開陽明為闔故陽明必以闔病為主不大便固闔也不小便亦闔也不能食食難用飽初欲食反不能食皆闔也自汗盜汗表開而裡闔也反無汗內外皆閉也種種閉病或然或否故提綱獨以胃實為主胃實不是竟指大便燥硬只對下利言下利是胃家不實矣故汗出解後胃中不和而下利者不稱陽明病如胃中虛而不下利者便屬陽明即

初硬後溏水穀不別雖死而不下利者揔為陽明病也
蓋陽明太陰同為倉廩之官而所司各別胃司納故陽
明主實脾司輸故太陰主利是二經所由分也
按陽明為傳化之府當更實更虛食入胃實而腸虛食
下腸實而胃虛若但實不虛斯陽明病根矣胃實不是
陽明病而陽明之為病悉從胃家實得來故以胃實為
總綱也然致病之由有實于未病之先者有實于得病
之後者有風寒外束熱不得越而實者有妄吐汗下重
亡津液而實者有從本經熱盛而實者有從他經熱盛
而成實者此只舉病根在實勿得即以為胃實可下之

症

身熱汗自出不惡寒反惡熱是陽明表症之提綱故有胃中虛冷亦得稱陽明病者因其表症如此也然此為內熱達外之表非中風傷寒之表此時表寒已散故不惡寒裡實閉結故反惡熱只因有胃家實之病根即見此身熱自汗之外症不惡寒反惡熱之病情然此但言病機發見非即可下之症必譫語潮熱煩躁脹痛諸症兼見纔可下耳

太陽總綱以正面陽明總綱以底板其陽明之表正面未嘗不與太陽同而病情異如陽明病脈遲汗出多微

惡寒者是陽明之桂枝症陽明病脉浮無汗而喘者是陽明之麻黄症本論云病得之一日不發熱而惡寒者邪此是已後人見太陽已得此脉症便道陽明不應有此脉症故有尚在太陽將入陽明之説不知仲景書多有本經不見而他條見者若始雖惡寒與反無汗等句是也以陽明表症本自汗出不惡寒故加雖反字耳有本經未宣而他經發見者若太陽之頭項強痛少陽之弦細者是也若頭痛而項不強脉大而不弦細便是陽明之表矣太陽行身之後陽明行身之前所受風寒倶在營衛之表太陽營衛有虚實陽明營衛亦有虚實

則桂枝實則麻黃是仲景治表邪之定局也仲景之方因症而設非因經而設是仲景活法後人以方妄分經治非惟陽明不敢用即太陽亦棄之矣

陽明之表有二有外邪初傷之表有內熱達外之表陽明外邪之表其症微惡寒汗出多或無汗而喘只在一二日間此因風寒外束故仲景亦用麻桂二湯汗之內熱之表在一二日後其症身熱汗自出不惡寒反惡熱此因內熱外發故仲景製梔豉湯因勢吐之後人認不出陽明表症不敢用麻桂二三日後又不用梔豉必待熱深熱極始以白虎承氣投之不知仲景治陽明之初

法嚴仲景之吐法
六經傷寒惟陽明輕以陽明水穀之海穀氣足以勝邪
又十二經脈之長血氣足以禦寒兩陽合明陽氣足以
勝陰其受邪一日惡寒與太陽同二日便不惡寒反惡
熱故內經曰二日陽明受之以陽明之症在二日見非
謂陽明之病在太陽交也仲景曰陽明三日脈大要知
陽明傷寒只在一日二日即寒去熱生三日脈大便是
陽明病熱非復前日之寒矣
陽明之惡寒二日自止固與他經不同其惡寒微又不
若太陽之甚陽明在肌肉中蒸蒸發熱但熱無寒與太

陽翕翕發熱寒束于皮毛之上者不同陽明自汗亦異于太陽中風之自汗而出之不利有熱搏之意故其狀曰蒸蒸陽明自汗多有波瀾搖動之狀故名之曰濈濈太陽脈浮緊熱必不解陽明脈浮而緊必潮熱太陽脈但浮者必無汗陽明脈但浮必盜汗出二經表症表脈此

今傷寒書以頭痛分三陽陽明之頭痛在額理固然矣然陽明主裏頭痛非其本症內經曰傷寒一日巨陽受之以其脈連風府故頭項痛七日太陽病衰頭痛少愈二日陽明受之其脈夾鼻絡于目故身熱目痛鼻乾不

得眠是内經以頭痛屬太陽不屬陽明矣仲景有陽明頭痛二條一曰陽明病反無汗而小便利二三日嘔而咳手足厥者必苦頭痛若不嘔不咳手足不厥者頭不痛此頭痛在二三日而不在得病之一日且因于嘔咳而不因于初感也一曰傷寒不大便六七日頭痛身熱者與承氣湯此頭痛反在太陽病衰時而因于不大便即内經所謂䐜脹而頭痛也其中風傷寒諸條俱不及頭痛則陽明頭痛又與太陽迥別矣

本論云陽明病脈浮而緊咽燥口苦腹滿而喘發熱汗出不惡寒反惡熱身重此段當直接梔子豉湯主之句

若發汗三段因不用此方而妄治所致仍當梔子豉湯主之仲景但于結句一見是省文法也後人竟認梔子豉湯爲汗下後救逆之劑否則未汗下前仲景何法以治之乎要知口燥咽乾腹滿而喘是陽明裡症發熱汗出不惡寒反惡熱是陽明表熱因陽明之熱自内達表則裡症爲重故此條以裡症主表症之前任梔子以清裡熱而表熱自解用香豉以泄腹滿而身重自除後人不尋陽明之表而徒以熱論之目痛鼻乾不得卧當之不得仲景陽明治表之法妄用瘟科中葛根升麻湯以主之又不知目痛鼻乾是陽盛陰虛法當滋陰清火而

反發陽明之汗上而鼻衄下而便難是引賊破家矣夫熱論只發明陽明經病之一端仲景立陽明一經實該內外症治之全法要知是風寒之表用麻桂而恬如內熱之表即荊芥薄荷皆足亡津液而成胃實在用者何如耳

治陽明內熱之表有三法熱在上焦用梔豉湯吐之上焦得通津液得下胃家不實矣熱在中焦用白虎湯清之胃火得清胃家不實矣熱陷下焦用猪苓湯利之火從下泄胃家不實矣要知陽明之治表熱即是預治其裡三方皆潤劑所以存津液而不令胃實也若因循葛根

升麻之謬不察仲景治陽明之表矣
太陽以心胸為裡故用辛甘發散助心胸之陽而開玄府之表不得用苦寒以傷上焦之陽也所以宜汗不宜吐陽明以心胸為表當用酸苦湧泄引胃脘之陽而開胸中之表不當用溫散以傷中宮之津液也故法當吐不當汗陽明當吐而反行汗下溫鍼等法以致心中憒憒怵惕懊憹煩躁譫語舌胎等症然乃不離陽明之表太陽當汗而反吐便見自汗出不惡寒饑不能食朝食暮吐不欲近衣欲食冷食等症此為太陽轉屬陽明之表皆是梔豉湯症蓋陽明以胃實為裡不但發熱惡寒

汗出身重目痛鼻乾謂之表一切虗煩虗熱如口苦咽乾舌胎喘滿不得卧消渴小便不利凡在胃之外者悉屬陽明之表但除胃口之熱更解胃家之實此梔子豉湯為陽明解表之聖劑矣

按傷寒脉浮自汗出微惡寒是陽明表症心煩小便數脚攣急是陽明裡之表症斯時用梔子豉湯吐之則胃陽得升惡寒自罷心煩得止汗自不出矣上焦得通津液得下小便自利其脚即伸反用桂枝攻表所以亡陽其咽中乾煩躁吐逆是梔子生姜豉湯症只因亡陽而厥急當回陽其改用甘草乾姜湯復陽後更作芍藥甘

草以和陰少與調胃承氣以和裡皆因先時失用梔豉

如此挽回耳

本論云病如桂枝症則便不鞕定為太陽中風症凡惡

風惡寒發熱而自汗出者無論太陽陽明中風傷寒皆

是桂枝症矣太陽病頭痛項強而此云頭不痛項不強

便非太陽症內經曰邪中于膺則入陽明此云胸中痞

硬氣上冲咽喉不得息是陽明受病無疑也雖外症與

桂枝而病在胸中不在營衛便不是桂枝症故立瓜蒂

散所謂在上者因而越之也本陽明病仲景不冠以陽

明者以不關胃實未見不惡寒之病情耳

上越中清下奪是治陽明三大法發汗利小便是陽明初大禁然風寒初入陽明之表即用麻黄桂枝發汗者以急于除熱而存津液與急下之法同若脈浮煩渴小便不利用猪苓湯利小便者亦以清火而存津液又曰汗多者不可與猪苓湯要知發汗利小便是治陽明初法門

陽明之病在熱實至無温補法矣而食穀欲嘔者是胃口虚寒故不主内熱也然胃口雖虚胃中猶實仍不失爲陽明病與呉茱萸湯散胃口之寒上焦得通津液得下胃氣因和則温補又是陽明之從治法若胃口虚熱

者用白虎加參是陽明涼補法也二義又治陽明權巧法門也

本論云傷寒三日三陽為盡三陰當受邪其人反能食不嘔此為三陰不受邪矣蓋陽明為三陰之表故三陰皆看陽明之轉旋三陰之不受邪藉胃之藩蔽其外也胃和則能食不嘔故邪解而不至三陰胃陽虛然後邪始入也故太陰受邪腹滿而吐食不下少陰受邪欲吐不吐厥陰受邪饑不能食食即吐蚘若胃陽亡則水漿不入而死要知三陰受邪不在太陽少陽而全關係陽小陽明以太陰為裡是指牝藏言太陰亦以陽明為裡

並指轉屬言也腎者胃之關木者土之賊故二陰亦以陽明為裡三陰為三陽之裡而三陰反得轉屬陽明為裡故三陰皆得從陽明而下則陽明又是三陰實邪之出路也既為三陰之表以禦邪又為三陰之裡以逐邪陽明之關係三陰重矣

少陽病解第三 凡十二條

少陽處半表半裡司三焦相火之遊行仲景特揭口苦咽乾目眩為提綱是取病機立法也夫口咽目三者藏府精氣之總竅與天地之氣相通者也不可為表不可為裡是表入裡裡出表之路所謂半表半裡也三者能開能闔開之可見闔之不見為樞之象苦乾眩者相火上走空竅而為病風寒雜病咸有之所以為少陽一經總綱也如目赤兩耳無聞胸滿而煩只舉得中風一症之半表裡內經之胸脇痛而耳聾只舉得熱病一症之半表裡

少陽之表有二脈弦細頭痛發熱或嘔而發熱者少陽傷寒也耳聾目赤胸滿而煩少陽中風也此少陽風寒之表而非少陽之表陽明風寒之表亦有麻桂症少陽風寒之表不得用麻桂之汗亦不得用瓜蒂梔豉之吐發汗則譫語吐下則驚悸是少陽之和解不特在半表而始至也少陽始感風寒惡寒發熱與太陽同不得為半表所以為半表者寒熱不齊各相廻避一往一來勢若兩分為半表耳

往來寒熱有三義少陽自受寒邪陽氣尚少不能發熱至五六日鬱熱內發始得與寒氣相爭而往來寒熱一

也或太陽傷寒過五六日陽氣已衰餘邪未盡轉屬少
陽而往來寒熱二也若風爲陽邪少陽爲風藏一中于
風便往來寒熱不必五六日而始見三也
太陽之身寒在未發熱時如已發熱惟惡寒而身不再
寒陽明之身寒只在初得之一日至二日則惡寒
自罷便發熱而反惡熱惟少陽之一熱有往而復來之
義寒來便身寒惡寒而不惡熱熱來便身熱惡熱而不
惡寒與太陽之如瘧發熱惡寒而不惡熱陽明之如瘧
潮熱惡熱而不惡寒者不相伴也蓋以少陽爲嫩陽如
日之初出寒留于半表者不遑散熱出于半裡者未即

亦故見此象耳然寒為欲去之寒熱為新熾之熱寒熱非實故小柴胡湯只治熱而不治寒預補其虛而不攻其實也小柴胡為半表設而其症皆屬于裡蓋表症既去其半則病機偏于向裡矣惟寒熱往來一症尚為表邪未去故獨以柴胡一味主之其他悉用裡藥凡裡症屬陽者多實熱屬陰者多虛寒而少陽為半裡偏于陽偏于熱雖有虛有實不盡屬于虛也仲景深以裡虛為慮故于半表未解時便用人參以固裡

寒熱往來病情見于外苦喜不欲病情得于內看苦喜欲三字非真嘔真滿不能飲食也看往來二字即見有

不寒熱時寒熱往來胸脇苦滿是無形之表心煩喜嘔默默不欲飲食是無形之裡其或胸中煩而不嘔或渴或腹中痛或脇下痞硬或心下悸小便不利或咳者此七症皆偏于裡惟微熱為在表皆屬于無形惟脇痛痞硬為有形皆風寒通症惟脇下痞硬屬少陽總是氣分為病非有熱實可據故從半表半裡之治法

少陽為遊部其氣遊行三焦循兩脇輸腠理是先天真元之正氣正氣虛不足以固腠理邪因其開得入其部

少陽主膽為中正之官不容邪氣內犯必與之相搏搏而不勝所以邪結脇下也邪正相爭即往來寒熱更實

更虛所以休作有時邪實正虛所以默默不欲飲食仲景于表症不用人參此因邪正分爭正不勝邪故用之扶元氣強主以逐寇也若外有微熱而不往來寒熱是風寒之表未解不可謂之半表當小發汗故去參加桂心煩與咳雖逆氣有餘而正氣未虛故去人參如太陽汗後身痛而脉沈遲與下後協熱利而心下硬是太陽之半表裡症也表雖不解裡氣已虛故參桂並用是知仲景用參皆是預保元氣

更有脉症不合柴胡者仍是柴胡症本論云傷寒五六日頭汗出微惡寒手足冷心下滿口不欲食大便硬脉

細者此為陽微結半在裡半在表也脈雖沈緊不得為少陰病者陰不得有汗今頭汗出故可與小柴胡湯此條是少陽陽明併病故脈症俱是少陰五六日又少陰發病之期若謂陰不得有汗則少陰亡陽亦有反汗出者然亡陽與陰結其別在大便亡陽則咽痛吐利陰結則不能食而大便反硬也亡陽與陽結其別在汗亡陽者衛氣不固汗出必遍身陽結者邪熱閉結鬱汗止在頭也少陽陽微故不能食而大便硬此為陽微結若陽明陽盛故食而大便硬是為純陽結則陽結陽微結之別又在食也故少陽之陽微結症欲與小柴胡湯必究

其病在半表，然微惡寒，亦可屬少陰。但頭汗出，始可屬少陽。故反覆講明頭汗之義，可與小柴胡而無疑也。所以然者，少陽為樞，少陰亦為樞，故見症多相似，必于陰陽表裡辨之真而審之確，始可一劑而瘳。此少陰少陽之疑似症，又柴胡症之變局也。

脇居一身之半，故脇為少陽之樞。岐伯曰：中于脇則下少陽。此指少陽自病，然太陽之邪欲轉屬少陽，少陽之邪欲歸併陽明，皆從脇轉。如傷寒四五日，身熱惡風，頭項強，脇下滿者，是太陽少陽併病，將轉屬少陽之機也。以小柴胡湯與之，所以斷太陽之來路；如陽明病發潮熱大便溏小便自可胸脇滿而不去者是少陽陽明併病此轉屬陽明之症也以小柴胡與之所以開陽明之出路若據此次第傳經之說必陽明而始傳少陽則當大便硬而不當溏當曰胸脇始滿不當曰滿不去矣又

陽明病脇下硬滿大便硬而嘔舌上白胎者此雖已屬陽明而少陽之症未罷也蓋少陽之氣游行三焦因脇下之阻隔令上焦之治節不行水精不能四布故舌上有白胎而嘔與小柴胡轉少陽之樞則上焦氣化始通津液得下胃不實而大便自輸矣身濈然而自汗解者是上焦津液所化故能開發腠理薰膚充身澤毛若霧

露之漑與胃中邪熱薰蒸而自汗不解者不同也
東垣有少陽不可汗吐下利小便四禁然柴胡症中口
不渴身有微熱者仍加桂枝以取汗下後胸脇滿微結
小便不利渴而不嘔頭汗出往來寒熱者用柴胡桂枝
乾姜湯汗之下後胸滿煩驚小便不利譫語身重者柴
胡龍骨牡蠣湯中用大黄茯苓以利二便柴胡症具而
又下之心下滿而硬痛者大陷胸下之醫以丸藥下之
而不得利已而微利胸脇滿而嘔日晡潮熱者小柴胡
加芒硝下之是仲景于少陽經中以偹汗下利小便法
也若吐法本為陽明初病胸中實不得息不得食不得

吐而談少陰病飲食入口即吐復不能吐亦是胸中實當吐之若水飲蓄于胸中雖是有形而不可為實故不可吐以少陽喜嘔而發熱便是中氣之虛但熱而不實故用人參以調中氣上焦得通津液得下胃氣因和故少陽之嘔與譫語不並見所以嘔者是少陽本症譫語是少陽壞症然本渴而飲水嘔與但欲嘔胸中痛微溏者又非柴胡症是嘔中又當深辨也

按嘔渴雖六經俱有而少陽陽明之病機在嘔渴中分渴則轉屬陽明嘔則仍在少陽如傷寒嘔多雖有陽明症不可攻因三焦之氣不通病未離少陽也服柴胡湯

按苦竭二字恐倒

已渴者屬陽明也此兩陽之併合病已過少陽也夫少陽始病便見口苦咽乾目眩先以津液告竭矣故少陽之病最易轉屬陽明所以發汗即胃實而譫語故小柴胡中已具或渴之症方中用人參栝蔞皆生津之品以預防其渴服之反渴是相火熾盛津液不足以和胃即轉屬陽明之義也

少陽妄下有二變實則心下滿而硬痛為結胸用大陷胸下之虛則但滿而不痛為痞用半夏瀉心湯和之此二症皆從嘔變因不用柴胡令上焦不通津液不下耳

本論云傷寒中風有柴胡症但見一症即是不必悉具

言往來寒熱是柴胡主症此外兼見胸脇苦滿心煩喜嘔及或為諸症中凡有一者即是半表半裡故曰嘔而發熱者小柴胡主之因柴胡為樞機之劑風寒不全在表未全入裡者皆可用故症不必悉具而方有加減法也然柴胡有疑似症如脇下滿痛本渴而飲水嘔者柴胡不中與也又但欲嘔胸中痛微溏者此非柴胡症如此詳明所云但是一症便是者又當為細辨矣

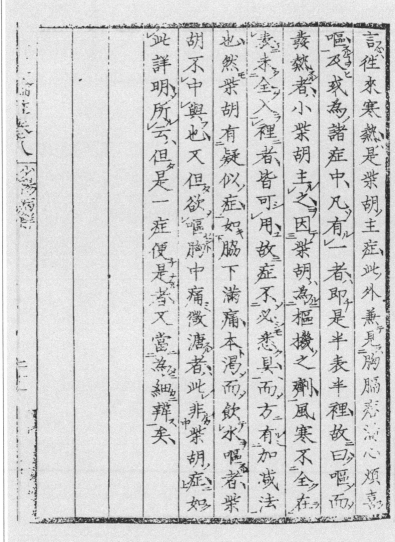

太陰病解第四　凡十四條

按熱病論云太陰脈布胃中絡于嗌故腹滿咽乾此熱傷太陰之標自陽部注經之症非太陰本病也仲景立本病為提綱因太陰主内故不及中風四肢煩痛之表又為陰中至陰故不及熱病嗌乾之症太陰為開又陰道虛太陰主脾所生病脾主濕又主輸故提綱主腹滿時痛而吐利皆是裡虛不固濕勝外溢之症也脾虛則胃亦虛食不下者胃不主内也要知胃家不實便是太陰病

脾胃同處腹中故腹滿為太陰陽明俱有之症在陽明

是熱實為患在太陰是寒濕為害陽明腹滿不敢輕下者恐胃家不實即轉屬太陰耳世拘陽明傳少陽之謬反昧傳太陰之義

熱病腹滿是熱聚太陰之經有嗌乾可證病在表也寒濕腹滿是寒生至陰之義有自利可證病在本也脾經有熱則陰精不上輸于肺故嗌乾脾藏有寒則脾不為胃行其津液故下利夫陽明之當下因本病而太陰之下症反在標病可以見陰陽異位之故又以是陰從陽轉之義也

熱中陰溜府之義知熱邪不還入至陰雖熱在太陰之

經而實在陽明之胃可知下症只在陽明太陰本無下法腹滿亦兩經之症不大便而滿痛或繞臍痛者爲實熱屬陽明下利而腹滿時痛爲虛寒屬太陰寒濕是太陰本病濕熱又傷寒所致之變症也其機關在小便小便不利則濕熱外見而身黃小便自利非暴煩下利而自愈即大便硬而不便所以然者脾胃相連此脾家實則腐穢自去而成太陰之開若胃家實則地道不通而轉陽明之闔矣故并和知有三陽明不知有太陰陽明症

序例爲太陰受病脉當沈細不知沈細是太陰本病之

脈不足熱病嗌乾之脈蓋脈從病見如太陰中風則脈浮不從裏之陰而從風之陽也然麻黄湯脈而用桂枝者以太陰是裡之表症桂枝湯是裡之表藥因脾主肌肉必解肌乎

太陰傷寒脈浮而緩者亦非太陰太陽蓋浮為陽脈緩為胃脈太陰傷寒脈不沉細而反浮緩是陰中有陽脈有胃氣所以手足自温而爲脾家之實或發黄便硬而轉屬陽明此脈症在太陰陽明之間故曰繫在若太陰自受寒邪不應如是也

太陰脈浮為在表當見四肢煩疼等症沉為在裡當見

腹滿吐利等症表有風熱可發汗宜桂枝湯溫散寒邪當溫之宜四逆輩太陽而脈沈者因于寒寒為陰邪沈為陰脈也太陰而脈浮者因于風風為陽邪浮為陽脈也當知脈從病變不拘于經故陽經有陰脈陰經有陽脈也世謂脈至三陰則俱沈陰經不當發汗者不審此耳

太陰中風陽微陰濇而長者為欲愈要知濇與長不並見濇本病脈濇而轉長病始愈耳風脈本浮今浮已欲知風邪當去濇則少氣少血故中風令長則氣治故愈

太陰中風四肢煩疼太陰傷寒手足自溫此指表熱言

傷寒論識卷八　　　　　　　　　　　二十五

也熱在二四肢一則身體不レ熱可レ知蓋太陰ハ主二内表一當レ無レ熱

惟タ四肢ハ爲二諸陽之本一脾ハ爲レ胃行二津液一以灌二四膀一故得レ主

四肢一則四肢之溫熱仍是陽明之陽也且曰二自溫一便見

有レ時不レ溫有レ時四逆矣

内經云人有二四肢一熱逢レ風而如レ炙如レ火者ハ是陰氣虚而

陽氣盛風者陽也四肢亦陽也兩陽相搏是人當二肉爍一

此即太陰中風症要レ知太陰中風與二三陽一不レ同太陰之

陰名曰二關蟄一故陽邪不レ得レ深入惟病在レ關尤不レ愈脾

液不レ足兇二肌肉一故肉爍世人最多二此症一其有下手足心熱

者示中風之輕然太陰中風因二陰虚一而陽湊レ之外風爲ハ

内熱所致但當滋陰和陽不得驅風增熱也
手足自温句暗對身不發熱言非言太陰傷寒必當手足温也夫病在三陽尚有手足冷者何况太陰陶氏分太陰手足温少陰手足寒厥陰手足厥冷是大背太陰手足煩疼少陰一身手足盡熱之義矣凡傷于寒則為病熱寒為陰太陰為至陰兩陰相合無熱可發惟四肢為陰陽之會故尚温耳惟手足自温中宮不遷受邪故或發身黄或暴煩下利自止即自温處因以見脾家之實也
發黄是陽明病太陰身當發黄非言太陰本有發黄症

也以手足温履是陽明之陽盛寒邪不得傷太陰之藏藏無寒而身有濕故當發黄[illegible]濕從內泄暴煩下利仍是主輸故不失為太陰病若煩而不利即胃家之熱實非太陰之濕熱矣此太陰傷寒全藉陽明為之根故有轉屬之症

東垣以有聲無聲分嘔吐非也嘔吐皆有聲有物惟乾嘔是有聲無物嘔以水勝屬上焦也吐以物勝屬中焦也六經皆有嘔吐而嘔屬少陽以喜嘔故吐屬太陰而不屬陽明亦主輸主納之分

太陽以陰為根而太陰以陽為本太陽不敢妄汗恐亡

少陰之津也太陰不敢輕下恐傷陽明之氣也太陰本無下症因太陽妄下而陽邪下陷于太陰因而有桂枝加芍藥等法太陰脉弱知胃氣易動便當少加矣此因裏急後重者不可不用又不可多用故如此叮嚀耳

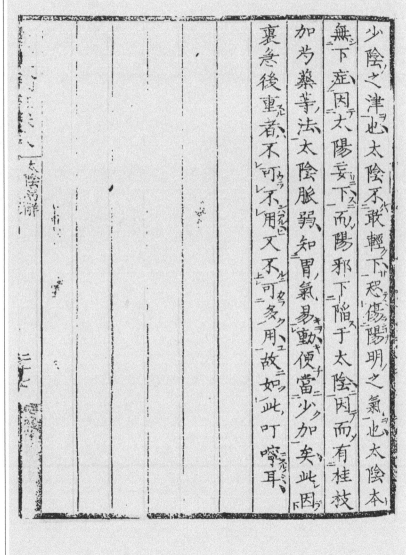

少陰病解第五 凡十七條

少陰一經兼水火二氣寒熱雜居其寒也症類太陰其熱也症似太陽故仲景以微細之病脈欲寐之病情為提綱主法于象外使人求法于病中凡病之寒熱與寒熱之真假倣此義以推之真陰之虚寒見矣

五經提綱皆是邪氣盛則實惟少陰提綱是指正氣奪則虚者以少陰為人身之本也然邪氣之盛亦因正氣之虚故五經皆有可温可補症正氣之虚亦由其邪氣之盛故少陰亦有汗吐下者要知邪氣盛而正氣已虚者固本即所以逐邪正不甚虚而邪氣實者逐邪所以

護正、此大法也。少陽為陽樞，少陰為陰樞。弦為木象，弦而細者，陽之少也；微為水象，微而細者，陰之少也。此脈氣之相似，衛氣行陽則寤，行陰則寐，其行陰二十五度，常從足少陰之分間行藏府。少陰病則樞機不利，故欲寐也。與少陽喜嘔同。嘔者主出，陽主外也；寐者主入，陰主內也。喜嘔是不得嘔，欲寐是不得寐，皆在病人意中，得樞機之象如此。

少陰脈微，不可發汗，亡陽故也。脈細沉數，病為在裏，不可發汗。然可汗之機，亦見于此。夫微為無陽，數則有伏陽矣。須審其病為在裏，而禁汗，不得拘沉為在裏，而禁

汗也發熱脉沈者是病為在表以無裡症故可發汗若
脉浮而遲表熱裡寒下利清穀是遲為無陽病為在裡
又不得拘浮在表而發汗矣要知陰中有陽沈亦可汗
陽中有陰浮亦當溫若八九日一身手足盡熱自裡達
表陽盛陰虛法當滋陰又與二三日無裡症者不併
太陰是陽明之裡陽明不惡寒故太陰雖吐利腹滿而
無惡寒症少陰是太陽之裡太陽惡寒故少陰吐利必
惡寒陰從陽也太陰手足溫者必暴煩下利而自愈是
太陰胃脘之陽少陰吐利亦必手足溫者可治手足厥
者不治是下焦之虛寒既侵迫于中宮而胃脘之陽仍

得敷于四末斯知先天之元陽仍賴後天之胃氣培植
也
太陽是少陰之標太陰是少陰之本少陰陰虛則移熱
于膀胱故一身手足盡熱而便血從標也少陰陽虛則
移寒于脾土而吐利從本也
少陰傳陽症有二六七日腹脹不大便者是傳陽明哉
氣實則還之府也八九日一身手足盡熱者是傳太陽
陰出之陽下行極而上也
熱在膀胱而便血亦臟病傳府此陰歸陽也然氣病而
傷血又陽乘陰也亦見少陰中樞機之象此自陰轉入

與太陽熱結膀胱自下血者見症同而病異
少陰病脈緊至七八日自下利脈暴微手足反温脈緊
反去者雖煩利必自愈此亦是脾家實露出太陰底板
故得與太陰七八日大煩下利自止同蓋少陰来復三
陽微則轉屬太陰而腐穢自去盛則轉屬陽明而糟粕
不傳轉則内實而入陽明大府廣腸之區横則外達而
遍太陽内外氣血之部要知緊脈轉微是復少陰本脈
故轉太陰而自解脈沈細數是無陽脈故入陽經而爲
患然熱雖盛不死亦陰得陽則解之變局也
六經皆有煩躁而少陰更甚者以真陰之虚也蓋陽甚

則煩陰極則躁煩屬氣躁屬形煩發于內躁見于外是形從氣動也先躁後煩是氣為形役也不躁而時自煩是陽和漸回故可治不煩而躁是五藏之陽已竭惟魄獨居故死故少陰以煩為生機躁為死兆

傷寒以陽為主不特陰症見陽脈者生亦陰病見陽症者可治也凡踡卧四逆吐利交作純陰無陽之症全伏一陽來復故反煩者可治反發熱者不死手足反温者可治太陽少陰皆有身痛骨痛之表水氣為患之裡太陽則脈浮緊而身發熱用麻黃發汗是振營衛之陽以和陰也少陰則脈沉而手足寒用附子湯温補是扶坎

宮之陽以配陰也太陽之水屬上焦小青龍汗而發之陽水當從外散也少陰之水屬下焦真武溫而利之陰水當從下泄也

陰陽俱緊與太陽傷寒脉相似夫緊脉為寒當屬少陰然病發于陰不當有汗反汗出者陰極似陽陰虛不能藏精所致也亡陽之前先已亡陰矣陽無所依故咽痛嘔吐見陽虛之不歸陰不能藏故下利不止見真陰之欲脫也則附子湯用三白以滋陰參附以回陽為少陰返本還原之劑

腎主五液入心為汗少陰受病液不上升所以陰不得

汚汗仲景治少陰之表于麻黄細辛湯中加附子是升
腎液而為汗也若真陰為邪熱所逼則水随火起故反
汗出仲景治少陰之裡附子湯中任人參是補腎液而
止汗也脈陰陽俱緊口中氣出條是少陰經文王氏集
之脈法中故諸家議論不一夫少陰脈絡肺肺主鼻故
鼻中涕出少陰脈絡舌本故舌上胎滑少陰大絡注諸
絡以温足脛故足冷此症不名亡陽者外不汗出内不
吐利也口中氣出唇口乾燥鼻中涕出此為内熱陰陽
俱緊舌上胎滑踡臥足冷又是内寒此少陰為樞故見
寒熱相持之症而口舌唇鼻之半表裏恰與少陽口苦

咽乾目眩相應也勿妄治者陰陽相持時清火溫補等法用之不當寧靜以待之到七日來微發熱手足溫是陰得陽而解也八日已上反大發熱再加吐利即是亡陽若其人反加惡寒是寒甚于表上焦應之必欲嘔矣如腹痛是寒甚于裡中焦受之必欲利矣當此陰甚急當扶陽庶不為假熱所惑而妄治

但欲寐即是不得眠然但欲寐是病情乃問而知之不得眠是病形可望而知之欲寐是陰虛不眠是煩燥故治法不同

三陽惟少陽無承氣症三陰惟少陰有承氣症少陽為

陽樞陽稍虛便入于陰故不得妄下以虛其元陽少陰爲陰樞陽有餘便傷其陰故當急下以存真陰少陽惟畏尅土故無下症少陰畏有土制故當急下蓋真陰不可虧強陽不可縱也

少陰病有大承氣急下者三症得病二三日熱淫于内腎水不支因轉屬陽明胃火上炎口燥咽乾急下之穀氣下流津液得升矣得病六七日當鮮不鮮津液枯涸因轉屬陽明故腹脹不大便所謂已入于府下之則脹已宜于急下者六七日來陰虛已極恐土燥于中心腎不交耳若自利純清水心下痛口燥咽乾者是土燥火

炎脾氣不濡胃氣反厚水去而穀不去故宜于急下
少陰爲性命之根少陰病是生死關故六經中獨于少
陰歷言死症然少陰中風始得時尚有發熱脉沉可汗
症若初受傷寒其機甚微脉微細但欲寐口中和背惡
寒人已皆不覺爲病也若身體痛手足寒骨節痛脉沈
者此表中陽虚症若欲吐不吐心煩欲寐自利而渴小
便色白者此裡之陽虚症心煩不得臥此裡之陰虚症
也若下利咽痛胸滿心煩與口中氣出唇口燥乾鼻中
涕出踡臥足冷舌上胎滑者此少陰半表半裡陰陽駁
雜之症也脉陰陽俱緊反汗出而咽痛吐利者此陰極

似陽胃陽不歸為亡陽症也若至八九日一身手足盡熱者是寒極生熱胃陽鬱極而勝復太過也其腹痛下利小便不利者有水火之分若四肢疼痛沉重為有水氣是陽虛而不勝陰也若便膿血與泄利下重者此為火鬱是陽邪陷入于陰中也下利清穀裡寒外熱手足厥逆脈微欲絕身反不惡寒其人面赤者是下虛而隔陽也吐利兼作手足逆冷煩躁欲死者是陰極而發躁也岐伯曰陰病治陽陽病治陰定其中外各守其鄉此即仲景治少陰之大法

同是惡寒踡臥利止手足溫者可治利不止手足逆冷

者不治時自煩欲去衣被可治不煩而躁四逆而厥不至者死同是吐利手足不逆冷反發熱者不死煩躁四逆者死同是嘔吐汗出大便數少者可治自利煩躁不得臥者死盖陰陽互為其根陰中無陽者則死獨陰不生也

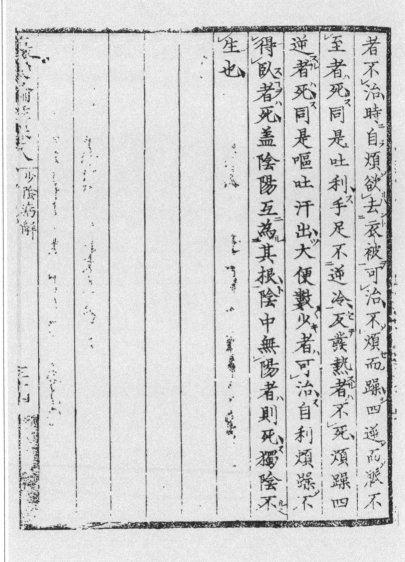

厥陰病解第六 凡二十條

太陰厥陰皆以裡症為提綱太陰為陰中之陰而主寒故不渴厥陰為陰中之陽而主熱故消渴也太陰主濕土土病則氣陷下濕邪入胃故腹痛自利厥陰主相火火病則氣上逆火邪入心故心中疼熱也太陰腹滿而食不下厥陰饑不欲食食即吐蚘同是食不下太陰則滿厥陰則飢同是一吐太陰則吐食厥陰則吐蚘此又屬土屬木之別也太陰為開本自利而下之則開折胸下痞硬者開折反闔也厥陰為闔氣上逆而下之則闔折利不止者闔折反開也

兩陰交盡名曰厥陰又名陰之絶陽是厥陰至無熱矣
然厥陰主肝而胆蔵肝内則厥陰熱症皆少陽相火内
發也要知少陽厥陰同一相火相火入于内是厥陰病
出于表為少陽病少陽咽乾即厥陰消渴之機胸脇氣
滿即氣上撞心之兆心煩即寒熱之初不欲食是飢不
欲食之根喜嘔即吐蚘之漸故少陽不解轉属厥陰而
病危厥陰病衰轉属少陽而欲愈如傷寒熱少厥微指
頭寒不欲食至數日熱除欲得食其病愈者是已
太陰提綱是内傷寒不是外感厥陰提綱是温病而非
傷寒要知六經各有主症是仲景傷寒雜病合論之旨

也

諸經傷寒無渴症太陽不惡寒而渴即是温病也惟厥陰傷寒肝木鬱而不得出熱甚于內盜竊母氣以尅火故渴欲飲水若不惡寒當作温病治之要知温乃風木之邪是厥陰本病消渴是温病之本厥利是温病之變內經所謂熱病皆傷寒之類此正其類也

厥陰消渴即以水飲之所謂順其欲然少與之可以平凡水多與之反以益陰邪當量其消與不消恐水漬入胃也渴欲飲水與飢不欲食對看始盡厥陰病情

手足厥冷脈微欲絶是厥陰傷寒之外症當歸四逆是

厥陰傷寒之表藥夫陰寒如此而不用姜附者以相火寄于肝經外雖寒而蔵不寒故先厥者後必發熱手足愈冷肝胆愈熱故厥深熱亦深所以傷寒初起脈症如此者不得遽認為虚寒妄投姜附以遺患也

厥者必發熱熱與厥相應厥深熱亦深厥微熱亦微此四證是厥陰傷寒之定局先熱後厥厥熱往來厥多熱少熱多厥少此四證是厥陰傷寒之變局皆因其人陽氣多寡而然如太陽傷寒亦有已發熱未發熱之互詞也

內經之寒熱二厥因于內傷與本論因外邪不同內經

熱厥只在足心是腎火起涌泉之下也本論熱厥因熱在肝藏而手足反寒故曰厥深熱亦深內經之寒厥有寒無熱本論之寒厥先厥者後必發熱熱勝則生寒勝則死此內傷外感之別

厥陰有晦朔具合之理陰熱陽生故厥陰傷寒反以陽為主厥少熱多是為生陽故病當愈厥多熱少是為死陰故病為進其熱氣有餘者或便膿血或發癰膿亦與內經熱厥不同

陰氣起于五指之裡陽氣起于五指之表氣血調和陰陽相貫厥陰病則陰陽不相順接故手足厥冷若熱少

厥微而指頭寒知病可愈手足反温雖下利必自愈此陰陽自和而順接也若脉微煩躁灸厥陰厥不還者死是陰陽之氣絶矣

本篇云諸四逆厥者不可下又曰厥應下之而反發汗者必口傷爛赤二義不同諸四逆不可下是指傷寒脉微欲絶此時外寒切迫内熱未起此當發汗是指虚寒症言故曰虚家亦然應下之者是脉滑而厥内熱閉鬱故曰厥深熱亦深若發汗只在引火之外不能逐熱外散故令口傷所謂下之是下其熱非下其實泄利下重者四逆散欲飲水數升者白虎湯此厥陰之下藥所以

下無形之邪也若以承氣下之利不止矣

診厥陰脈以陽為主治厥陰病以陰為主故當歸四逆不去芍藥白頭翁重用芩連烏梅丸用黃連至一斤又佐黃蘗六兩復脈湯用地黃至一斤又佐麥冬半斤要知脈微欲絶手足厥冷雖是陰盛亦未陽虛故可表散外邪而不可固裡脈結代心動悸者似乎陽虛實為陰弱只可大劑滋陰而不可温補所以然者肝之相火本少陽之生氣而少陽實出于坎宮之真陰又曰陰虛則無氣可知厥陰之理矣

中州四肢皆脾所主厥陰傷寒手足逆冷而又下利木

剋土也復發熱者下利必自止火生土也若肝火上行逼心故反汗出氣上冲心心不受邪因而越之故咽中痛而喉爲痺若發熱而利汗出不止者死是虛陽外亡爲有陰無陽與少陰亡陽同義若肝火内行而入脾火土合德必無汗而利自止若發熱而利不止此肝火内陷血室故便膿血若發熱下利至甚厥不止者死是土敗木賊諸陽之絶也

厥陰傷寒有乘脾乘肺二症最當詳辨一曰傷寒腹滿譫語寸口脈浮而緊此肝乘脾也名曰縱刺期門夫腹滿譫語是胃家實然脈浮緊而不潮熱非陽明脈也脈

法浮而緊名曰弦此弦為肝脈矣内經曰諸腹脹大皆
屬于熱又曰肝氣盛則多言是腹滿由于肝火而詁語
乃肝氣所發也木王則侮其所勝直犯脾土故名縱一
曰傷寒發熱嗇嗇惡寒大渴欲飲水其腹必滿此肝乘
肺也名曰横刺期門夫發熱惡寒似太陽之表未經大
汗而大渴非轉屬陽明未經妄下而腹滿非轉屬太陰
且頭不痛胃不實不下利斷非三經症矣要知發熱惡
寒是肺病肺虚而肝木乗之脾畏木邪水精不上歸于
肺故大渴肺不能通調水道故腹滿是侮所不勝寡于
畏也故名横一縱而乗脾一横而乗肺總是肝有亢火

當瀉無補必刺期門隨其熱而瀉之募原清則氣皆順
表裡盡解矣此非汗吐下清火諸法所可治故宜鍼
傷寒陽脈濇陰脈弦腹中急痛者此亦肝乘脾也故先
與小建中安脾繼與小柴胡疎木要知建中是桂枝湯
倍加芍藥以平木加飴餹以緩急為厥陰驅邪發表和
中止痛之神劑也不差者中氣虛而不振邪尚留連繼
以小柴胡補中發表令木邪直走少陽使有出路可謂
陰出之陽則愈也仲景有一症而用兩方者在太陽先
麻黃繼桂枝是先外後內法在厥陰先建中後柴胡是
先內後外法亦是令厥陰轉屬少陽之機

傷寒厥而心下悸者此亦肝乘肺也雖不發熱惡寒亦木實金虛水氣不利所致彼腹滿者是水在中焦故刺期門以瀉其實此水在上焦故用茯苓甘草湯以發其汗此方是化水為汗發散內邪之劑即厥陰治厥之劑也

厥陰中風之脈與他經不同凡脈浮為風此云不浮為未愈是厥陰中風脈反沉矣此本由陰虛風入地中木鬱不舒故未愈微浮是風行地上草木發陳復厥陰風木之常故愈也

凡脈浮為在表沉為在裡厥陰中風其脈既沉其症亦

爲在裡此熱利下重是厥陰中風也太陽中風下利嘔逆心有水氣厥陰中風熱利下重是有火氣故以白頭翁湯爲主以治風芩連爲輔以清火佐秦皮以升九地之風則肝木欣欣向榮矣下利而渴欲飲水是厥陰之消渴亦中風之煩所致也下利脈沉弦是沉爲在裡弦爲風脈弦而大是風因火動故利未止微弱數者是風火勢微故欲自止雖發熱不死者陰出之陽也下利有微熱汗出見中風本症裡症出表表則風從外散故令自愈欲愈之脈當微浮若寸脈反浮數風去而熱不去尺中自濇者熱傷陰絡肝血不藏必便膿血也

厥陰中風熱利是裡有熱傷寒亦有協熱利是裏有寒又與厥利不同厥利見發熱則利止此六七日不利便發熱而利汗出不止是外熱內寒故為有陰無陽要知內經之舌卷囊拳是有陽無陰故熱雖甚而可治

陰陽易之為病本于厥陰之慾火始也因肝火之動致傷少陰之精繼也少陰之精不藏厥陰之火不羈所以少腹裡急陰中拘攣熱上冲胸眼中生花身重少氣頭重不欲舉皆厥陰相火為眚頓令無病之人筋脈形氣為之一變此即瘟疫傳染遺禍他人之一症也

製方大法第七 凡二十六條

凡病有名有症有機有情如中風傷寒溫暑濕痙等症此爲名也外有頭痛身痛腰痛內有喘咳煩渴吐利脹滿此爲症也其間在表在裡有汗無汗脈沉脈浮有力無力是其機也此時惡寒惡熱若滿喜嘔能食不欲食欲臥不得臥或飲水數升或漱水不欲嚥此病情也曰名立方者粗工也據症定方者中工也于症中審察病機病情者良工也仲景製方不于病而命名惟求症之切當知其機得其情凡中風傷寒雜病宜主某方拈來無不合法今談仲景方者皆曰桂枝湯治中風不治傷

寒麻黄湯治傷寒不治中風不審仲景此方主何等症又不察仲景何症用何等藥只在中風傷寒二症較量青龍白虎命名上數衍將仲景活方活法為死方死法矣

仲景立方精而不雜其中以六方為主諸方從而加減焉凡汗劑皆本桂枝吐劑皆本梔豉攻劑皆本承氣和劑皆本柴胡寒劑皆本瀉心温劑皆本四逆渾而數之為一百十三方者未之審也

六經各有主治之方而他經有互相通用之妙如麻桂二湯為太陽營衛設而陽明之病在營衛者亦用之真

武湯為少陰水氣設而太陽之汗後亡陽者亦用之四逆湯為太陰下利清穀設太陽之脈反沉者宜之五苓散為太陽消渴水逆設陽明之飲水多者宜之猪苓湯為少陰下利設陽明病小便不利者宜之抵當湯為太陽瘀血在裡設陽明之蓄血亦宜之瓜蔕散為陽明胸中痞硬設少陰之温温欲吐亦用之合是症便用是方方各有經而用不拘是仲景法也方只有表裡寒熱虛實之不同並無傷寒中風雜症之分別且風寒有兩湯迭用之妙表裡有二方更換之奇或以全方取勝或以加減奏功後人論方不論症故反以仲景方為難用耳

桂枝，汗劑中第一品也。麻黃之性直透皮毛，生姜之性横散肌肉，故桂枝佐麻黃則開玄府而逐衛分之邪，令無汗者有汗而解，故曰發汗；桂枝率生姜則開腠理而驅營分之邪，令有汗者復汗而解，故曰解肌。解肌肉之邪，正在營分，何立三綱者反立麻黃主營，桂枝主衛耶？麻黃不言解肌，而肌未嘗不解；桂枝之解肌，正所以發汗。要知麻黃、桂枝二湯是發汗分深淺之法，不得以解肌與發汗對講。

凡風寒中人，不在營衛，即入腠理。仲景製桂枝湯調和營衛，製柴胡湯調和腠理。觀六經症外，仲景猶出桂枝症柴胡症之稱，見二方任重，不可拘于經也。惟太陽統諸陽之氣，六經表症咸屬于太陽，故柴胡方得與桂枝湯對待于太陽之部。桂枝本為太陽風寒設，凡六經初感之邪未離營衛者悉宜之；柴胡本為少陽半表設，凡三陽半表之邪逗留腠理者悉宜之。仲景最重二方，所以自為桂枝症註釋之，為小柴胡註釋之。桂枝有疑似症，柴胡亦有疑似症；桂枝有壞病，柴胡亦有壞病。桂枝症罷，桂枝不中與，而隨症治法仍不離桂枝方加減；柴胡症罷，柴胡不中與，而設法救逆仍不出柴胡方加減。麻黃症熱全在表，桂枝之自汗，大青龍之煩躁，皆兼裡熱仲景于表劑中便用寒藥以清裡自汗是煩之兆煩是躁之徵汗出則煩得外泄故不躁宜用微寒酸苦之味以和之汗不出則煩不得泄故躁宜用大寒堅重之品以和之夫芍藥石膏是裡藥入表劑中令人不察表中有裡因生疑畏當用不用至熱併陽明而班黃狂亂譫矣仲景于太陽經中用石膏以清胃火是預保陽明之先著加姜棗以培中又慮夫轉屬太陰矣

小青龍柴胡俱是兩解表裡之劑青龍重在裡症小柴胡重在表症故青龍加減麻黃可去柴胡加減柴胡獨存蓋小青龍重在半裡之水柴胡重在半表之熱也小

青龍治傷寒未解之水氣故用温劑汗而發之十棗湯治中風已解之水氣故用寒劑引而竭之此寒水風水之異治也小青龍之水動而不居五苓散之水留而不行十棗湯之水縱横不羈大陷胸之水痞硬堅滿真武湯之水四肢沉重水氣為患不同所以治法各異

林億云瀉心本名理中黄連人參湯盖瀉心療痞正是理中處當知仲景用理中有寒熱兩法一以扶陽一以益陰也

邪在營衛之間惟汗是其出路故立麻黄桂枝二方邪在胸腹之間惟吐是其出路故立瓜蔕梔豉二方瓜蔕

散主胸中痞硬治在上焦梔子湯主腹滿而喘治兼中焦猶麻黃之主皮膚桂枝之主肌肉瓜蒂散峻劑也猶麻黃之不可輕用梔豉湯輕劑也猶桂枝湯之可更用故太陽表劑多從桂枝加減陽明表劑多從梔豉加減陽明用梔豉既可用之以去邪即可用之以救逆今人但知汗為解表不知吐亦為解表知吐中便為發散之說不知所以當吐之義故于仲景大法取其汗下遺其吐法耳

少陽為樞不全在裡不全在表仲景本意重裡而柴胡所主又在半表故必見半裡病情乃得從柴胡加減如

悉入在裡則柴胡非其任矣故柴胡稱解表之方柴胡雖治在半表實以理三焦之氣所以稱樞機之劑如胸滿胸中煩心煩心下悸咳渴喜嘔是上焦無開發之機也腹痛脇下痞硬是中焦廢轉運之機也小便不利是下焦失決瀆之任也因邪氣與正氣相搏而然用人參扶三焦之正氣壯其樞耳

少陰病二三日心中煩不得臥者病本在心法當滋離中之真火隨其勢之潤下故君黃連之苦寒以泄之四五日小便不利下膿血者病本在腎法當升坎中之少火順其性之炎上故佐乾姜之苦溫以發之此伏明之

火與升明之火不同
少陰心煩欲寐五六日欲吐不吐自利而渴小便色白者是下焦虚寒不能制水宜真武湯以温下焦之腎水下利六七日欬而嘔心煩不眠是上焦虚熱水津不布宜猪苓湯以通上焦之津液四逆為太陰主方而諸經可以並用在太陰本經固本以逐邪也于少陰温土以制水也于厥陰和土以生木也于太陽益火以扶元陽也惟陽明胃實少陽相火非所宜耳
少陰病四五日腹痛小便不利下利不止若四肢沉重疼痛者為下焦水欝用真武湯是引火歸元法若便膿

血者為下焦火鬱用桃花湯是升陽散火法此因坎中
陽虛不得以小便不利作熱治
小柴胡為少陽主方烏梅為厥陰主方二方雖不同而
寒温互用攻補兼施之法相合者以臓府相連經絡相
貫風水合氣同司相火故也其中皆用人參補中益氣
以固本逐邪而地味俱不相襲者因陰陽異位陽宜升
發故主以柴胡陰宜收降故主以烏梅陽主熱故重用
寒涼陰主寒故重用辛熱陽以動為用故湯以蕩之其
症變幻不常故柴胡有加減法陰以靜為體故丸以緩
之其症有定局故烏梅無加減法也

厥陰下利用白頭翁湯并陽散火是亦鬱發之也倒参烏梅丸以收火是曲直作酸之義佐苦寒以和陰主温補以存陽是肝家調氣之法也其治厥利與久利故半兼温補白頭翁湯主中風熱利與下重故專涼散

按發表攻裏乃禦邪之長技蓋表症皆因風寒如表藥用辛涼則表熱未退而中寒又起所以表藥必用桂枝發表不遠熱也然此為太陽表熱言耳如陽明少陽之發熱則當用柴芩梔豉之類主之裏症皆因鬱熱下藥不用苦寒則熱不除而邪無出路所以攻劑必用大黃攻裏不遠寒也然此謂陽明胃熱言耳如惡寒痞硬

陽虛陰結者又當以姜附巴豆之類兼之矣麻黄桂枝太陽陽明表之表藥瓜蒂梔豉陽明裡之表藥小柴胡少陽半表之全藥太陰表藥桂枝湯少陰表藥麻黄附子細辛湯厥陰表藥當歸四逆湯六經之用表藥為六經風寒之出路也

手足厥逆之症有寒熱表裡之各異四逆散解少陰之裡熱當歸四逆散解厥陰之表寒通脈四逆湯挽少陰真陽之將亡茯苓四逆湯留太陰真陰之欲脫四方更有各經輕重淺深之別也

膀胱主水為太陽之裡十棗五苓為太陰水道之下藥

胃府主穀為陽明之裡三承氣為陽明穀道之下藥胆府主氣為少陽之裡大柴胡為少陽氣分之下藥三陽實邪之出路也大腸小腸皆屬于胃胃家實則二陽俱實矣若三分之則調胃承氣胃家之下藥小承氣小腸之下藥大承氣大腸之下藥戊為燥土庚為燥金故加芒硝以潤其燥也桂枝加大黄太陽轉屬陽明之下藥桂枝加芍藥太陽轉屬太陰之下藥凡下劑兼表藥以未離于表故也柴胡加芒硝少陽轉屬陽明之下藥大柴胡下少陽無形之邪柴胡加芒硝下少陽有形之邪也桂枝加芍藥下太陰無形之邪三物白散下太陰有

形之邪也。四逆散下少陰厥陰無形之邪，承氣湯下言經有形之邪也。其間有輕重之分。下劑之輕者，只用氣分；下劑之重者，兼用血分。酸苦湧泄下劑之輕，故芍藥枳實爲輕；鹹苦湧泄下劑之重，故大黄芒硝爲重。

仲景用攻下二字，不專指大便。凡與桂枝湯欲攻其表，此指發汗言。表解者乃可攻之，指利水言。有熱屬藏者攻之，指清火言也。寒濕在裡不可下，指利水言，以有熱故也。當以湯下之，指清火言也。

仲景下劑只重在湯，故曰醫以丸藥下之，非其治也。觀陷胸抵當二丸，仍用水煮，是丸復其湯，重兩許，連滓服則勢力更猛于湯散劑矣當知仲景方以銖兩分計者非外感方丸以桐子大服十丸者不是治外感法仲景例不隨方立禁使人受其功不蹈其弊也如用發汗藥一服汗者停後服若脈緊發熱汗不出者不可與桂枝若脈微弱汗出惡風者不可服大青龍湯脈浮發熱無汗表不解者不可與白虎諸亡血虛家不可用瓜蒂病人舊微溏者不可與梔子湯陽明病汗出多者不可與猪苓外未解其熱不潮者未可與承氣嘔家不可與建中此仲景慎重之心

仲景加減宜深思如腹中痛者少陽加芍藥少陰加附

子太陰加人參若心下悸者少陰加桂枝少陽加茯苓若渴者少陽加栝蔞根人參太陰加白朮加減中分陰陽表裡如此小青龍設或然五症加減法內即備五方小柴胡設或然七症即具加減七方要知仲景有主治之方如麻桂等方是也有方外之方如桂枝湯加附子加大黃輩是也有方內之方如青龍真武之有加減法是也

昔岐伯創七方以制病仲景更窮其病之變幻而盡其精微如發表攻裡乃逐邪大法而發表攻裡方各有大小如青龍柴胡陷胸承氣是也夫發表既有麻黃桂枝

方矣然有裡邪夾表而見者治表不及裡非法也而裡邪又有夾寒夾熱之不同故製小青龍以治表熱裡寒大青龍以治表寒裡熱是表中便兼解裡也然大小青龍即麻桂二方之變祇足以解營衛之表不足以驅腠理之邪且邪留腠理之間半表之往來寒熱雖同而半裡又有夾虛夾實之懸殊因製小柴胡以防半裡之虛大柴胡以除半裡之實是表中便兼和裡也攻裡既有調胃承氣矣然裡邪在上焦者有夾水夾痰之異在中焦者有初硬後溏燥屎定硬之分非調胃所能平也因製小陷胸以清胸膈之痰大陷胸以下胸膈之水小承

氣以試胃家之矢氣大兼氣以攻腸胃之燥屎方有分寸邪氣去而元氣無傷也且其攻法之方又有緩急之法如麻黃汗之急劑也而桂枝則以緩其用桂枝諸法是緩汗更有輕重矣小承氣下之緩劑也曰少與之令小安曰微和胃氣曰不轉矢氣者勿更與之其調胃承氣下之尤緩者也曰少少溫服之更加甘草是緩中亦有差別矣其為方之奇偶有麻桂各半之偶有桂枝二麻黃一之奇是奇偶中之各有淺深也服桂枝湯已須臾啜熱粥以複方矣而更有取小柴胡服一升加芒硝之複是複中有分汗下二法矣若白散之用複更與不

利進熱粥一杯利不止進冷粥一杯是一粥中又寓熱瀉冷補之法也

病有虛熱相關寒熱夾雜有時藥力所不能到者仲景或鍼或灸以治自後世鍼藥分爲兩途豈知古人刺藥相須之理按岐伯風厥表裡刺之飲之以湯故仲景治太陽中風脈桂枝湯反煩不解者刺風池風府復與桂枝湯而愈陽明中風刺之差如外不解脈弦浮者與小柴胡脈但浮無餘症者與麻黃湯吾故曰仲景治法悉本內經先聖後聖其揆一也

仲景方備有十劑之法輕可散實麻黃葛根諸湯是已

宣可決壅梔豉瓜蒂二方是已通可行滯五苓十棗之屬是已泄可去閉陷胸承氣抵當是已滑可去著膽導蜜煎是已濇可固脫赤石脂桃花湯是已補可扶弱附子理中丸是已重可鎮怯禹餘粮代赭石是已濕可潤燥黃連阿膠湯是已燥可去濕麻黃連翹赤小豆湯是已寒能勝熱白虎黃連湯是已熱能制寒白通四逆諸湯是已。

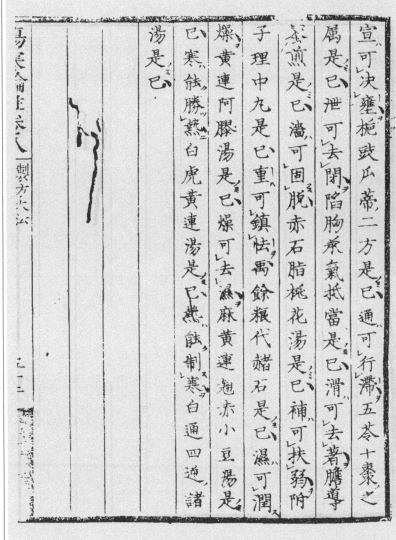

傷寒論翼卷下終

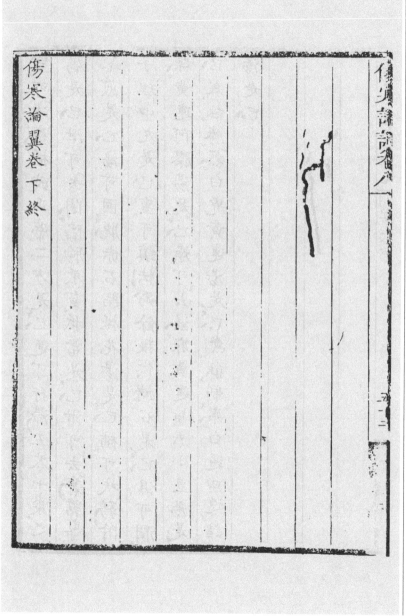

翻刻傷寒論註跋

昔者桂山丹波氏。許清河韻伯著傷寒論註并翼註。曰美盡矣。自宋成無已初辨傷寒論。已降繼之註者。亡慮若干人。迄于本邦。亦不乏其人也。優于論註并翼註而上爲者。無有焉。可謂傷寒論註家之最也。鈴木良知著好學之士。句以藏之。將以印行。予令又用所家藏本校讎。更捨貲上梓。冀與世好方者同之也。蓋意治療之方。尚刻意讀傷寒論。不必緣註解。所傳受試功居多矣。必欲隨傳受試功。廢註家之誼者。不學而亡術也。必執註家之誼。豈止論註。千金方外臺秘要已下。劉李朱之書。及成方喻程諸辨以迄于本邦諸賢之註釋。皆我用也。必遺人而用之。而令不行于魏人者。廉將軍之老也。昔者馬服子之子。讀父之書。而大陷軍於長平。不善讀書之過也。善讀書而加之治療之上。何有藥氏之註。又何無四子之辨。令此

註與劉李朱之書及四子之辨本邦諸賢之註釋參覈而善讀仲景之書者與傳受試功心誠求之加之治療之上斯盡善矣文政四年辛巳歲

春園高野休子逸撰

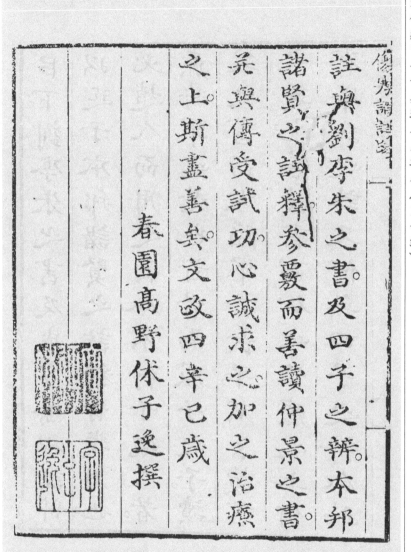

仲景方書類

傷寒論疏義（一）

卷首

〔日〕喜多村直寬　著

學訓堂聚珍版　嘉永五年刻本

謝寒翁藏彝（一）

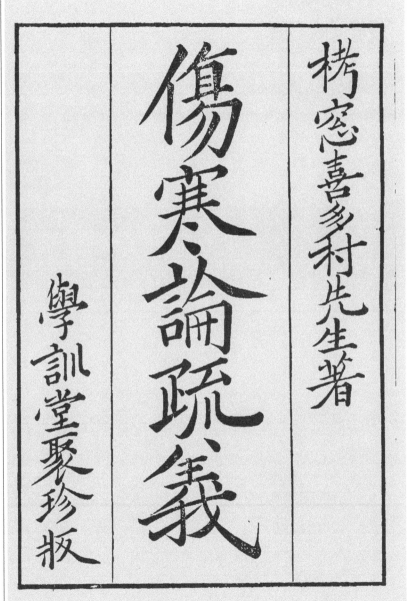

栲窓喜多村先生著

傷寒論疏義

學訓堂聚珍板

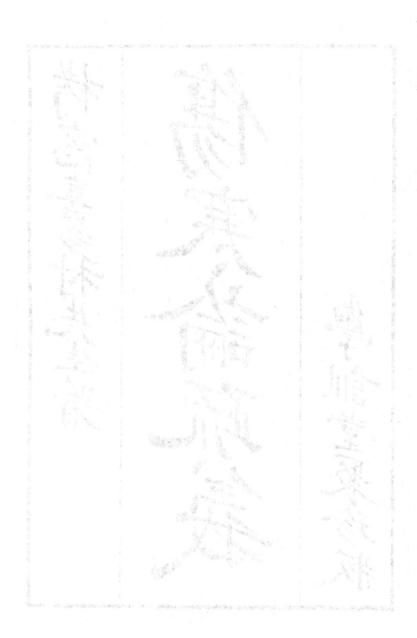

傷寒論疏義序

同僚喜多邨君士栗著傷寒論疏義七卷附之聚珍版以徵序于余余取而閲之其編書之例首揭總評以辨全經大義與仲景叔和事蹟每篇首論各病綱領及傳變之理每章先舉音訓次解全章之義次載諸家之言可以備攷者其意在使人蚤知各條要趣之所在故於異同之説不復臚列其立説之旨以爲仲景就陰陽以標病位表裏虛實寒熱皆相對待太陽與少陰對少陽與厥陰對陽明與太陰對而其中亦各有寒熱虛實且謂前人混胃與裏爲一而不知

所斥自異其說皆綦精審爲前人之所未發其謂傷寒爲外邪總稱援聖濟總錄雞峯普濟方活幼大全爲徵攷證尤確其他大抵類此蓋從來注傷寒論家師心自用意見各出而學者動輒株守一說不能無偏執之陋縱令搜羅羣言纂以爲書無能折衷之則後人將何所適從君之此編抽繹諸家一掃轇轕加以歷年質驗融會參酌鎔鑄出之約不失疎詳不失繁深得注書之體其卓卓足以爲臨證處治之津梁洵不待言而近日詮釋蓋亦未能或之先者矣余也謭劣亦嘗推闡庭聞爲述義一書而君頗見採用問

不堪慙愧然君之所論或有與鄙見不同各尊其所聞行其所知耳君才氣俊邁於書無不窺坐言起行其治亦以精良聞宜乎其流被　遠擢而於事務倥傯中猶能講究不倦其所著書亦甚夥將陸續公布此編蓋其嚆矢云

嘉永辛亥十月之望江戸侍醫丹波元堅亦柔撰

傷寒論疏義　卷首　二　聿修堂藏版

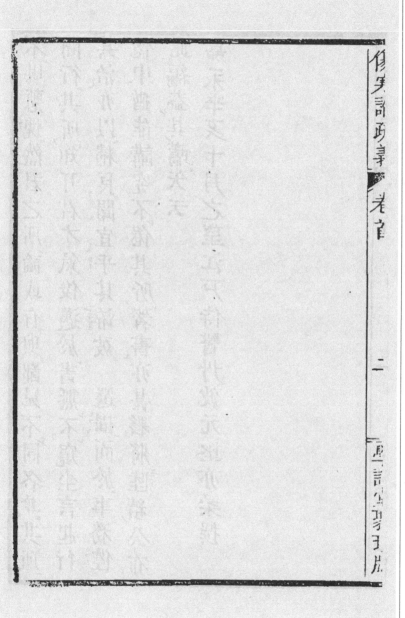

傷寒論疏義序

醫之有傷寒論猶儒之有語孟也自聊攝成氏創解而詮釋諸家浩如煙海或影響揣摩橫生枝節或師心臆斷妄作聰明求有能甄綜而剖析之者學者恒苦取於標準焉寬自受讀涵濡此經殆二十年童時從先君子仰聆訓誨略領梗槩既長而涉獵羣籍每言及仲景書輒筆之搗網積草青箱非一日矣奈何頃歲眼患肝風讀視頓廢亦不以著述爲意雖然數稔以還頗殫精竭慮所得而一旦委之烟塵心竊爲不忍也於是曉窓夜燭摩挲病眼取舊時劄記逐條

細勘逐句研審芟其蕪穢擷其菁英必參之實見所諸庭聞融會貫通以期愜經旨而止矣盖自丙申迄戊戌冬霜夏綠裘葛三易而始竣功自謂擬宋儒注語孟之體尙恐多罣誤藏之篋衍有年矣今茲再取前稿更加點竄爲七卷顏曰傷寒論疏義雖未能研幾探賾闡發蘊奥庶乎俾參閱特易無浩瀚之煩抑非如復從來注釋循文敷衍也嘗讀李濟翁資暇錄云李善注文選有初注再注以至五注者蘇子由注老子亦自言晚年於舊注多所改易學以年進務求至當不易良工苦心千載如見寬質性椎魯見聞

殊隘令如此著不敢自信聊備他日訓蒙之資併以就正當世學者若匡厥紕繆補其不逮企而望之

天保十五年歲在閼逢執徐小春之月江都喜多村直寬士栗識於還讀齋

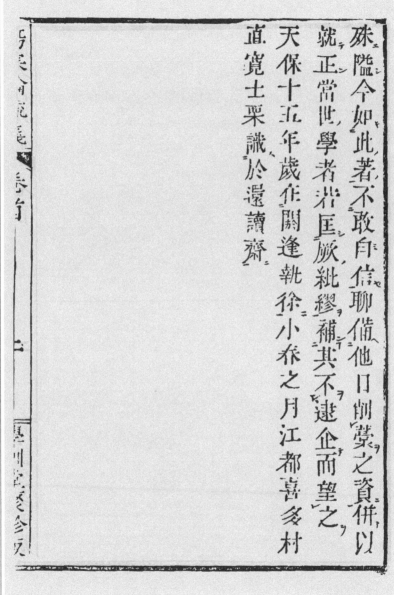

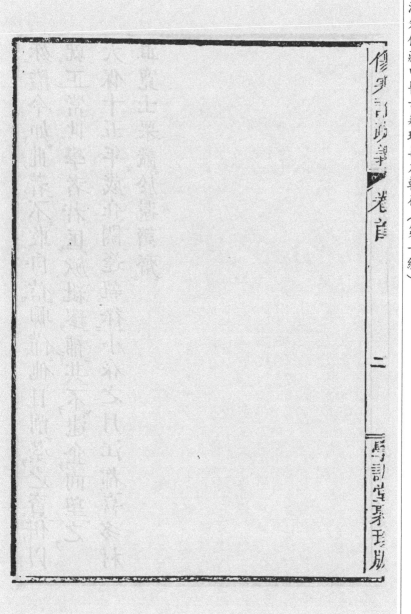

凡例

一此書所輯皆諸家格言必潛心探索融會貫通務愜經旨爲要若其荒謬悠誕眩惑人目槩不著錄

一原文一遵趙開美覆刻宋版而論中魯魚豕亥今悉詳確校正歸於畫一嘗以此刻爲定本其玉函脈經諸書文字同異詳臚於傷寒攷異中

一舊本少陽在陽明後似甚不穩夫太陽傳少陽少陽傳陽明迺三陽傳病之序固不可移易且六病次序與內經判然兩途遂難致彼是牽合前稿竊爲改正然又思先賢之書不可臆肆今姑依其舊

若其繁略見後總評中

一舊本每條揭方尤屬繁瑣今此編每方已見于前者不復錄出於後但調胃承氣湯方於太陽篇則云少少溫服於陽明篇則云溫頓服之此知煮服因病不同乃所以不嫌重複前後並存而見古人叮嚀之意也

一經文有立論而無方者有借醫之汗下而爲方說者學者當觸類伸引臨證斟酌後人徒補立方劑何異懸瘤今此編揭的確著明者一二方他皆不繁載

一古方權量諸說紛糾不一案漢代權法以百黍爲銖二十四銖爲一兩十六兩爲一斤而醫家所用不同乃以十黍爲一銖則知仲景之一銖當今之一氂四毫五絲一兩當今之三分四氂八毫一斤當今之五錢五分六氂八毫其量則一合當今之一勺有奇一升當今之一合有奇一斗當今之一升一合有奇凡藥稱幾升者係干藥升秤之非通用之升也但水與粳米不在此例也其以十黍爲銖及藥升之說見陶氏本草序錄侍醫小島學古尚質著古方權量攷詳核精微茲不備錄

一是書雖云編輯而諸家之言又未敢盡信以爲確間有未妥處即參以臆得之見故前輩諸說有不復識別者非敢掩人之功爲已有也唯恐探討既隘掛漏不尠後之君子或毋以僭偷見罪而賜之規正是亦蒭蕘之幸也

甲辰季春念六日　喜多村直寬士栗識

引據諸家傷寒箋釋姓氏

成氏　聊攝成無己生於宋嘉祐治平間後爲金人著注解傷寒論及傷寒明理論

龐氏　蘄水龐安時字安常宋元符中人著傷寒總病論

朱氏　朱氏名肱號無求子宋大觀中人仕爲奉議郎著活人書及傷寒百問

新安陸氏　新安陸彥功號復齋明弘治中人著傷寒類證便覽

建安許氏　建安許宏字宗道明永樂中人著金鏡

內臺方議

新安汪氏　新安汪機字省之號石山明嘉靖中人

著傷寒選錄

王氏　金壇王肯堂字宇泰號念西居士明萬

曆中人著傷寒證治準繩

方氏　歙人方有執字中行明萬曆中人著傷

寒論條辨

喻氏　西昌喻昌字嘉言清順治中人著尚論

傷寒論重編

徐氏　檇李徐彬字忠可清康熙中人著傷寒原方發明

程氏　新安程應旄字郊倩清康熙中人著傷寒後條辨

張氏　長州張璐字路玉號石頑清康熙中人著傷寒纘論

汪氏　長州汪琥字苓友號青谿子清康熙中人著傷寒辨證廣註

周氏　吳門周揚俊字禹載清康熙中人著傷寒論三註

隱庵張氏　錢塘張志聰號隱庵清康熙中人著傷寒論宗印及集註

令韶張氏　錢塘張錫駒字令韶清康熙中人著傷寒直解

錢氏　虞山錢潢字天來清康熙中人著傷寒論證治發明溯源集

魏氏　栢鄉魏荔彤字念庭著傷寒論本義

柯氏　慈谿柯琴字韻伯清雍正中人著傷寒來蘇集

金鑑　乾隆御纂醫宗金鑑清吳謙等奉勑撰

松陵徐氏　松陵徐大椿字靈胎清乾隆中人著傷寒類方

舒氏　進賢舒詔字馳遠清乾隆中人著重訂傷寒論集註

沈氏　錫山沈金鰲字芊綠清乾隆中人著傷寒綱目

吳氏　武原吳儀洛字遵程清乾隆中人著傷寒分經

尤氏　長州尤怡字在涇清雍正中人著傷寒貫珠集

秦氏

雲間秦之楨字皇士清康熙中人著傷寒太白

以上傷寒論注家姓氏疏義所引用也此他編中所載諸說直標撰人姓名則茲不繫引其目焉

皇國注此經者凡數十家不遑僂指如中西子文惟忠辨正及名數解山田宗俊正珍集成劉廉夫元簡輯義實各有發揮近侍醫劉茝庭元堅洽聞博識爲醫林泰斗嘗就其先人輯義之著擴充餘意爲述義一書辨析極精發前人未

發之秘愚亦竊取以著篇中因記於此

傷寒論總評

傷寒論後漢張機仲景所著也皇甫謐論其書曰用之多驗陶弘景曰張仲景一部最爲衆方之祖孫思邈曰尋思旨趣莫測其致所以醫人不能鑽仰其盜治方法著在版册如日星之麗於天亘萬古而不可易然其書實三代之遺爲文簡嚴而寓意淵奥義理判於毫毛神思運於呼噏彿細玩賾究則未易讀也苟篤志斯學者優游涵泳默識心通然後能造其微則胸有成竹目無全牛不得其門者末由語於生生也

是書命以傷寒者，蓋總括風寒溫疫之謂也。八十一難論傷寒有五，曰有中風，有傷寒，有濕溫，有熱病，有溫病。呂氏注三難曰外邪中風傷寒之類。成聊攝注傷寒例凡傷寒之病多從風寒得之云：凡中風與傷寒爲病，自古通謂之傷寒。孟子有寒疾不可風。穆天子傳狃于澤中逢寒疾，郭璞注云遇風寒得病。案是亦槩風寒爲寒疾之徵也。又千金方引小品云：傷寒雅士之辭，云天行溫疫，是田舍間號耳。肘後方云：貴勝雅言總爲傷寒，世俗因號爲時行。又云：傷寒時行溫疫三名同一種耳，而源本小異。外臺秘要許仁則論天行病云：此病方家呼爲傷寒。楊上善太素經注云熱病號曰傷寒就本為名耳○出素問水熱穴論注聖濟總錄小兒傷寒論曰傷寒之病有冬時冒犯嚴寒而得之者有傷四時非節之氣而得之者所感雖不同然皆名傷寒雞峯普濟方凡傷寒之病本是風寒暑濕疫癘之氣其證各別保幼大全四時之病皆謂之傷寒者乃總繫之名也王冰注素刺志論傷寒云傷謂觸冒也管象黃鼎云寒天地之一氣傷寒者舉一以名書一百十三方皆治寒之劑哉猶齊史錯舉四時而名春秋也吳醫彙講是並古昔統稱風寒溫疫為傷寒之明徵而仲景之名義秪取于此也蓋疾疢之證候多端變化百出不可端倪者莫風寒溫疫如焉故陶貞白注神農本草經大病之主有中風傷寒曰傷寒證候有二十

餘條中風乃有數十種葛稚川亦云傷寒有數種庸人不能分別若乃暑與濕證候固一定而方治亦少是以仲景錄之雜病中而不敢與風寒並論也昔人或以傷寒爲該暑濕之名或併瘧痢之類爲傷寒者共失仲景命名之旨焉

卒病即雜病之訛郭雍曰仲景敘論曰爲傷寒雜病論合十六卷而標其目者誤書爲卒病非也古之傳書怠墮者因於字畫多省偏旁書字或合二字爲一故書雜爲卒或省爲卒今書卒病則雜病字也漢劉向校中秘書有以趙爲肖以齊爲立之說皆從省文

而至於此與雜病之書卒病無以異矣案卒字古文與雜易誤李善注潘岳西征賦卒陵晉以雪恥云卒或爲雜非也是亦一證雜病論即今金匱要畧詳於金匱疏義許氏說文論議也从言侖聲劉勰曰論者倫也彌倫羣言而研一理也文心彫龍劉知幾亦曰論者所以辨疑惑釋凝滯歐陽修曰論者何爲疑者設也或云論是議論之論而言之有條理者也論字从人系則爲系綸之綸从人則爲人倫之倫是皆有條理者也故鄭康成曰論理也此書命曰論其意亦在于斯矣漢藝文志論語者夫子既卒門人相與輯而論篹故謂之論語師古曰篹與撰同

隋經籍志張仲景方十五卷舊唐經籍志張仲景藥方十五卷王叔和撰新唐藝文志王叔和張仲景藥方十五卷並與仲景自序十六卷之目相近而隋經籍志註載梁七錄張仲景辨傷寒十卷新唐藝文志傷寒卒病論十卷宋藝文志張仲景傷寒論十卷今所傳傷寒論乃是也然則仲景原本傷寒雜病論合十六卷蓋六朝間人割裂為二書者（宋本金匱要略一卷藏於醫學不書刻梓歲月卷首署云張仲景述王叔和編是蓋似後人記之者）今傷寒論乃宋治平中高保衡林億等校定本而明趙開美所飜雕也而第一卷載辨脈平脈二篇攷辨

平二篇，疑後人薈粹古經論舊語而爲篇者，遂與仲景本論別是一書。何則？辨脈脈藹藹如車蓋一節，見素問平人氣象論及十五難脈來緩時一止一節，與太陽下篇炙甘草湯後一條同。脈弦而大一節，見金匱要略血痺虛勞篇、驚悸吐衄篇及婦人雜病篇。脈浮而緊一節，見太陽中篇。今本脫此條出玉函經平脈上工望而知之一節，見六十一難。經說脈有三菽六菽重一節，見五難。東方肝脈一節，見玉機眞藏論。脈浮而大一節，見金匱水氣病篇。大字作洪其他雖無所見，覩之全論，鎔鑄而成者，則蹈襲之迹歷然可徵。如諸家所論果爲叔和增入文雖無確徵可據然當日撰次不敢叙一語吾不能無遺議於王醫令也辨平二論爲叔和增入則脈經已引其文以爲仲景語若爲仲景原文則與六病諸篇議論不合此千古疑案吾思晋人好爲僞託之書其以自作之書嫁名於前人者如張覇百二尚書衛宏詩序之類是也又有以他人之書爲已作者如郭象莊子注何法盛晋中興書之類是也然則如此二篇爲魏晋間人作無疑也

序例一篇係王叔和撰乃云搜採仲景舊論外臺載

其文揭以王叔和曰則非敢僞托而作也且其言亦不與經文甚相背謬者愚嘗著傷寒例考文一篇宜參觀焉

痓濕暍三種一篇出于金匱要略本是雜病既曰以爲與傷寒相似而致辨又千金翼曰傷寒與痓病濕病及熱病相濫乃後人所附明矣

卷末汗吐下可不可等諸篇查之玉函脈經及千金翼其分篇大抵相同孫思邈曰遂披仲景大論以方證比類相附又据篇首疾病至急云云語則似復後人就仲景原文更爲排比者今並删正以便於學者

太陽分差後勞復文字典雅義縕精微在醫家所謂布帛菽粟不可一日離者也蓋是篇仲景撰用古典之文而其間往往微言必有存者大略如禮記之萃於漢儒而與孔子子思之言並傳今是著肇下太陽上篇而終于差後勞復竊本宋儒表章學庸之意也仲景原本次序今不可得而攷庶幾叔和所定爲可信前輩視爲斷簡殘篇輒敢條裂節割未知果合仲景原旨否耶今細考原文竊爲節目乃於條分縷析之中自寓聯絡貫通之旨非徒若他書散鋪平序也然何若文公章句必欲承上起下耶

本論三陽三陰乃原于內經熱論傷寒中風溫病等之目本于八十一難然仲景之意惟是假彼目以爲我標識者故其名相同而其實判然自別從來注家分辨不嚴彼是牽紐徒分頭緒以致盈庭聚訟何也本經無六經字面所謂三陰三陽唯是不過假以標表裏寒熱虛實之義固非藏府經絡相配之謂也此義討究本論而昭然自彰前注動輒彼是紐合大與經旨背而馳矣此編六病諸論所以不敢襲前人直本論所謂三陽三陰所以標病位也陽剛陰柔陽動陰靜陽熱陰寒陽實陰虛是即常理凡病屬陽屬熱

屬實者謂之三陽屬陰屬寒屬虛者謂之三陰細而析之則邪在表而熱實者太陽也邪在半表半裏而熱實者少陽也邪入胃而熱實者陽明也又邪在表而虛寒者少陰也邪在半表半裏而虛寒者厥陰也邪入胃而虛寒者太陰也惟表熱甚則裡亦熱故裏雖乃熱而病未入胃尚屬之太陽表寒甚則裏亦寒故裏雖乃寒而病未入胃尚屬之少陰經中曰裏曰胃其義自異且病雖在裏而在上焦則屬少陽厥陰在下焦却爲太陽少陰說并詳于篇中少陽與厥陰共病屬當下半表裏間之名也陽明與太陰共邪犯胃之稱也故不論表裏寒熱病總入胃中者謂之陽

明與太陰叅六病之次陽則太陽少陽陽明陰則少陰厥陰太陰但陽則動而相傳陰則靜而不傳然其傳變則太陽與少陰爲表裏少陽與厥陰爲表裏陽明與太陰爲表裏（素問血氣形志篇）是以太陽虛則是少陰少陰實則是太陽少陽虛則是厥陰厥陰實則是少陽陽明虛則是太陰太陰實則是陽明是乃病傳變化之定理三陰三陽之大略也如其證候情機之委詳開於篇中原本少陽在三陽之末太陰在三陰之首而厥陰最在三陰之後是以後人紛絮辨析不精今竊攷經文據其旨趣以質學者

本文三陰三陽次序原于內經熱論非敢有錯恭義不得不然惟至論病之傳變則固不得拘編次之先後也前輩此義不晰使人于暗中摸影不亦疎也哉

又少陰太陽屬腎與膀胱故爲病在下焦之名熱結膀胱瘀熱在裏下焦虛有寒等語並可徵厥陰少陽屬肝與膽故爲病在上焦之名上焦得通屬上焦胸脇苦滿心中疼熱等語並可徵太陰陽明屬脾與胃故爲病在腸胃以內之名胃家實脾家實胃中有燥屎胃氣弱胃中虛冷其藏有寒等語並可徵

嘗攷經文所列諸例有彼此互見而偏載其一端者有一事而每條必詳者有略舉而不更及者有舉其

大抵該細者有即其細以見大者有事同辭同而倒其文者始視之若樊然淆亂而紛紜交會之中義理寓焉聖人豈有意爲此等之例哉是猶化工生物其巧曲至而不知其所以然也後之學者櫛比字句以求其一樣則却屬蹐駁不倫矣

仲景傳范陳二史無所見而隋經籍志注曰仲景後漢人又名醫錄云南陽人名機仲景乃其字也舉孝廉官至長沙太守林億等校定序案皇甫謐曰仲景垂妙於定方晉書本傳葛洪曰仲景穿胸以納赤餅抱朴子其診王仲宣見甲乙經序及何顒別傳晉距漢未遠而嘖嘖

見稱如此則仲景為漢季人固無足疑矣豈三國瓜分干戈搶攘史臣或失採拾歟然仲景之書寔為千古醫方之祖自漢魏以迄于今海內學者家肆戶習誦讀不暇如士子之於六經然論者推為醫中亞聖而二史不為立傳文獻無徵史臣不得辭其責矣致劉子玄漏舟之識不亦宜乎

本經係王叔和撰次案林億等曰王叔和西晉高平人性度沉靖尤好著述博通經方精意診處問識養生之道其行事具唐甘伯宗名醫傳中（脈經）劉子其編次仲景書見皇甫謐及高湛言（外臺引古今錄驗療欬逆上氣方云太醫令王）

叔和所撰已更御覽甚良効邦人山本宗允讀川丹波康賴醫心方引養生要集有高平王熙叔和曰語皆此叔和名熙以字行也蓋仲景書罹三國兵燹殘缺失次非叔和詮次不能延迄於今其功偉矣且熟攷傷寒例其意亦不甚乖謬者然漢儒收拾殘簡碎篇於秦火之餘加以傳註後之議者謂其功過相等然則曰叔和無過是未爲究原之論也矣或謂叔和爲醫門之楊墨抑亦過激之辭耳

醫家之學有自來矣軒岐以降仲景傑興而醫道大備焉可爲醫家萬世之準繩標的者惟仲景傷寒之書而已譬之內經難經廼儒家之六經而此書乃醫

家之語孟也若業醫而不由仲景之門猶儒家之不宗孔子而好尚諸子百家者也

凡讀此書當如程子朱子教人讀論語法然必須屏去嗜慾洗滌塵慮從身心性命上痛着工夫若徒索之於文字之間而不得其所以立法之意則疑信相雜未免通此而碍彼所謂斷港絶潢終古遂無由至海者也要在熟讀詳玩其意其例自見則治法不差若不得其例徃徃執論專方而膠柱鼓瑟則治法胥壞矣雖日讀仲景書日用仲景方終屬門外漢耳昔晦菴朱子評論語曰初入學即讀論語其後讀盡天

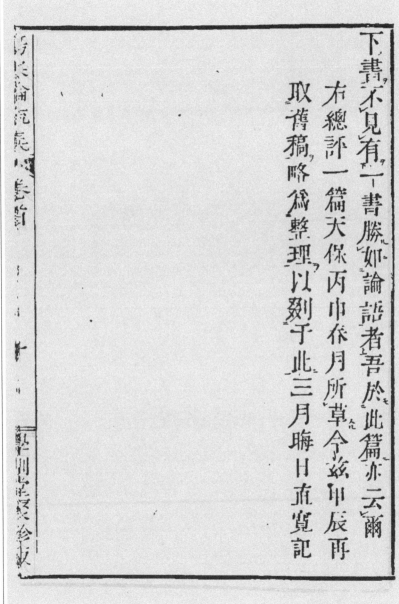

下。書不見有一書勝如論語者。吾於此篇亦云爾

右總評一篇天保丙申春月所草今茲甲辰再取舊稿略爲整理以剟于此三月晦日直寬記

傷寒雜病論集

舊本雜譌作卒今據序文改訂張志聰及錫駒註本集作序似是案漢藝文志有輯畧顏師古曰輯與集同然漢人未有以集字題自作書者且文集之名昉于阮孝緒七錄或疑序文一編後人因仲景之言集以冠篇首此其所以加集字歟攷林億等素問新校正云漢張仲景撰傷寒卒病論集云云可知論集二字宋以前既爲篇題也

論曰

論曰者發端之詞論序論也前註有刪此二字者

非是

余每覽越人入虢之診望齊侯之色

史記扁鵲姓秦氏名越人診虢太子望齊桓侯並見扁鵲傳是爲下文視死別生起本

未嘗不慨然歎其才秀也

慨苦愛翻與嘅通

說文嘅嘆也从口既聲詩曰嘅其嘆矣張銑註文選云慨然歎息也淮南子說林訓孔子讀易至損益未嘗不憤然而歎太史公史記論贊多用此文法

怪當今居世之士

唐六典凡習学文武者爲士

曾不習神醫藥精究方術

醫藥方術千金方衍義改作醫術方藥案此乃醫

方藥術互文也與始皇紀所謂方術之士平帝紀

所謂方術本草者亦不同

上以療君親之疾

千金方序君親有疾不能療之者非忠孝也

下以救貧賤之厄中以保身長全以養其生戹㔾同乙革翻

皇甫謐甲乙經序云若不精通於醫道雖有忠孝

之心仁慈之性君父危困赤子塗地無以濟之此

因聖賢所以精思極論盡其理也

但競逐榮勢競居陵翻

競爭競也史記漁父傳駟馬高蓋榮勢也又貨殖

傳身安逸樂而心誇勢能之榮

企踵權豪企去智翻踵主勇翻

企踵舉踵望也漢蕭望之傳延頸企踵王冰痺論

注踵足跟也

孜孜汲汲孜子之翻汲居立翻

孔叢子滋滋汲汲滋孜同蔡沉云孜孜勉力不怠

之謂顏師古曰汲汲欲速之義如井汲之繘也

惟名利是務崇飾其末忽棄其本

淮南子聖人内修其本而不外飾其末潛夫論凡爲人之大體莫善於抑末務本莫不善於離本而飾末

華其外而悴其内悴秦醉翻與顇同

文子曰有榮華者必有愁悴史日者傳此務華絕根者也

皮之不存毛將安附焉

左傳僖十四年虢射語此言皮存而毫毛傳焉身全而名利在焉

卒然遭邪風之氣

卒讀曰猝暴也

嬰非常之疾嬰於罟網

藏經音義引漢書集註云嬰繞也謂帶疹疾猶物之纏繞人也謝惠連秋懷詩少小嬰憂患李善曰說文曰嬰繞也

患及禍至而方震慄

廣雅方始也震振古字通用爾雅戰慄震驚懼也振慄即戰慄聲轉耳見郝氏爾雅義疏

降志屈節

論語微子不降其志家語有屈節解節操也

欽望巫祝欽去金翻祝之六翻

欽敬也楚語在男曰巫在女曰覡說文巫祝也女能事無形以降神者也祝祭主贊詞者

告窮歸天

史記屈原傳天者人之始也父母者人之本也人窮則反本故勞苦倦極未嘗不呼天也

束手受敗

束手見後漢光武紀歷史綱鑑注束手手如束縛不能措置

賫百年之壽命賫祖稽翻齎同

說文賫持遺也从貝齊聲靈樞天年篇人之壽百歲而死莊子盜跖篇人上壽百歲中壽八十下壽六十呂氏春秋安死篇人之壽久之不過百中壽不過六十

持至貴之重器

韓非子萬物莫如身之至貴

委付凡醫恣其所措措倉故翻

說文措置也从手昔聲程應旄曰恣其所措四字於醫家可稱痛罵然寔是爲病家深悼

咄嗟嗚呼咄當沒翻嗟子夜翻

咄嗟嗚呼皆歎辭何休公羊傳注噫咄嗟也古本千金方作咄嗟暗嗚案漢書韓信傳意烏猝嗟千人皆廢李奇曰猝嗟猶咄嗟也史記作暗噁叱咤

厥身已斃神明消滅變爲異物

素問靈蘭秘典論心者君主之官也神明出焉賈誼鵩鳥賦化爲異物兮又何足患史記索隱死而形化是爲異物

幽潛重泉重直龍翻

潘岳述哀詩美人歸重泉張銑曰重泉深泉也

徒爲涕泣痛夫舉世昏迷莫能覺悟不惜其命若是輕生彼何榮勢之云哉而進不能愛人知人退不能愛身知已遇災值禍值直意翻

值遇也郝懿行爾雅義疏咎者說文云災也災即病也古人謂病曰災故公羊莊二十年傳大災者何大瘠也何休注瘠病也齊人語也是傳註俱訓災爲病今東齊人謂病爲災蓋古之遺言也

身居厄地蒙蒙昧昧惷若遊魂惷丑江翻又書容翻

蒙蒙昧昧不明貌惷愚也禮哀公問寡人惷愚冥煩易繫辭遊魂爲變皇甫謐甲乙經序曰夫受先

人之體有八尺之軀而不知醫事此所謂遊魂耳
山田宗俊曰遊魂言絕無定見也
哀乎趨世之士馳競浮華不固根本忘軀徇物徇殉通辭
開闢
莊子讓王篇今世俗之君子危身棄生以殉物史
記賈生傳貪夫殉財兮列士殉名注瓚曰以身從
物曰殉漢書傳注殉皆作徇
危如冰谷至於是也
潘岳寡婦賦若履冰而臨谷李善註毛詩曰惴惴
小心如臨於谷又曰戰戰兢兢如履薄冰案篇首

至此論當今居世之士不留神醫藥精究方術故其處於疢疾艱危之際不能辨醫之精麤藥之當否而徒爲重壤異物尤可痛悼之意篇中委付凡醫一節爲下文觀今之醫二段起本

余宗族素多

宗祖宗流泒所出爲宗族九族自高祖至玄孫也

向餘二百（向許丈翻嚮同）建安紀年以來

建安後漢獻帝時號紀年紀元之年也漢武帝紀元狩元年冬十月祠五時獲一角獸以燎始以天瑞紀元

猶未十稔 稔如甚翻

蔡邕獨斷曰夏曰歲一曰稔也左傳襄公二十七年不及五稔注稔年也熟也穀一熟爲一年

其死亡者三分有二傷寒十居其七

案當今居世之士不精究方術而委付凡醫故其死亡如此是乃張子所以述此書之微旨也

感往昔之淪喪 淪音倫

尚書微子殷其淪喪博雅淪沒也

傷橫夭之莫救

一切經音義引考聲云橫不順理也韋昭國語註

短折曰夭
乃勤求古訓博采衆方
古訓古人之訓衆方衆家之方書畢命不由古訓
于何其訓案古單稱方者皆醫方也扁鵲傳中庶
子喜方亦此義也
撰用素問九卷八十一難
按九卷即靈樞八十一難即難經也林億等曰針
經九卷漢張仲景及西晉王叔和只爲之九卷隋
經籍志黄帝八十一難經二卷
陰陽大論胎臚藥錄

陰陽大論古佚不傳王叔和傷寒例所引僅存其
文胎臚藥錄未詳
並平脈辨證
柯琴曰仲景言平脈辨證爲傷寒雜病論是脈與
證未嘗兩分也案平評古通高誘淮南子註平評
也又博雅評平也胡三省通鑑梁紀注廷尉評即
漢之廷尉平魏晉以來平旁加言
爲傷寒雜病論合十六卷
案雜病乃對傷寒而謂中風歷節血痺虛勞等之
類雜病論卽今金匱要略觀合字則仲景之意既

似析傷寒與雜病者尚未能盡愈諸病庶可以見病知源若能尋余所集思過半矣

易下繫辭知者觀其彖辭則思過半矣大全臨川吳氏曰所思已得十分之五六矣

夫天布五行以運萬類（夫音扶）人稟五常以有五藏

白虎通曰五常者何謂仁義禮智信也五藏肝仁肺義心禮腎智脾信也文子曰人者天地之心五行之端是以稟天地五行之氣而生隋經籍志五行者金木水火土五常之形氣也在天爲五星在

人爲五藏

經絡府俞俞腧輸並同

滑壽曰直行者謂之經旁出者謂之絡府氣府俞俞穴也

陽陰會通

易上繫辭觀其會通以行其典禮朱子云會謂理之所聚而不可遺處通謂理之可行而無礙處如庖丁解牛會則其族而通則虛也

玄冥幽微變化難極自非才高識妙豈能探其理致哉

漢書董仲舒傳註顏師古曰致至極也
上古有神農黃帝岐伯伯高雷公少俞少師仲文
仲文史書醫傳等無攷其名見明堂下經恐是後
人附託耳
中世有長桑扁鵲漢有公乘陽慶
長桑陽慶并見史記扁鵲倉公傳正義曰百官表
公乘第八爵顏師古曰言其得乘公之車
及倉公下此以往未之聞也
漢藝文志太古有岐伯俞跗中世有扁鵲秦和蓋
論病以及國原診以知政漢興有倉公今其技術

晻昧文意相似案夫天以下至此論醫理玄冥之
理併舉上世才高識妙之人以終前段才秀之義
觀今之醫不念思求經旨以演所其知
案思求二字連讀素問解精微論子獨不念不誦
夫經言乎楊雄方言念常思也說文同从心今聲
各承家技終始順舊省疾問病務在口給
論語禦人以口給朱子云給辨也佞人所以應荅
人者但以口取辨而無情實
相對斯須便處湯藥處昌呂翻
斯須與須臾同俄頃也禮樂記禮樂不可斯須去

身

按寸不及尺握手不及足

寸謂寸口尺謂尺膚

人迎趺陽三部不參

素問奇病論人迎者胃脈也王冰云人迎謂結喉動脈也趺陽一名衝陽又名會原在足趺上五寸高骨間動脈去陷谷二寸龐安時曰傷寒必診太谿趺陽者謂人以腎脈胃脈為主八十一難曰三部寸關尺也王貺曰人迎趺陽三部此三者皆氣之出入要會所以能決死生吉凶凡三處大小遲

速相應齊等則爲無病之人故曰人迎趺陽三部不參

動數發息不滿五十

靈樞根結篇脈不滿五十動而一止者一藏無氣故須候五十動案息脈相應義詳于八十一難中此言脈動五十之際當候脈與息相應否也

短期未知決診

陸機歎逝賦嗟人生之短期李善注素問雷公云請問短期案張介賓曰短期死期也

九候曾無髣髴（髣妃兩翻 髴敷勿翻）

九候見三部九候論髣髴彷彿同說文相似見不

諦也

明堂闕庭盡不見察

靈樞五色篇明堂鼻也闕者眉間也庭者顏也又

五閲五使篇脈出氣口色見於明堂

所謂窺管而已

莊子秋水篇用管窺天用錐指地不亦小乎案自

觀今之醫至于此極論時醫之弊而謂當今居世

之士不留不精究方術醫亦鹵莽如此以終前段

凡醫之義

夫欲視死別生實爲難矣夫音扶別彼列翻

劉廉夫曰案齊侯猶生而視其死虢太子已死而別其生首以越人之才秀起故結以此二句

孔子云生而知之者上學則亞之多聞博識知之次也

論語季氏篇孔子云生而知之者上學而知之者次也困而學之又其次也又述而篇子曰多聞擇其善者而從之多見而識之知之次也

余宿尚方術請事斯語

論語顏淵篇回雖不敏請事斯語劉廉夫曰案生

而知之者乃前段所謂其才之秀者也學與多聞博識乃前段所謂勤求古訓博采衆方之類是也蓋生而知之者天之所賦不可企而及學與多聞博識人之所能可勤而至矣當今居世之士不留神醫藥精究方術獨仲景宿尚之然無越人之才之秀唯欲多聞博識以精究之故誦孔子語以服膺之而已矣此蓋仲景之謙辭

漢長沙守南陽張機著

前漢百官表郡守秦官掌治其郡秩二千石景帝更名太守仲景事履見前總評中

案仲景自序一篇論時士之蒙昧規世醫之鹵莽議論剴切極中時弊所以告誨後人之意微矣吳草廬謂序乃仲景自序而傷寒論即上世遺書或云自序晚出非長沙之舊然纚纚數言足以針砭方技而鑑識萬世則又奚可疑其作者以一槩抹煞也哉古者經疏文選凡有自序者皆與正書同註今愚此篇竊亦遵用之耳

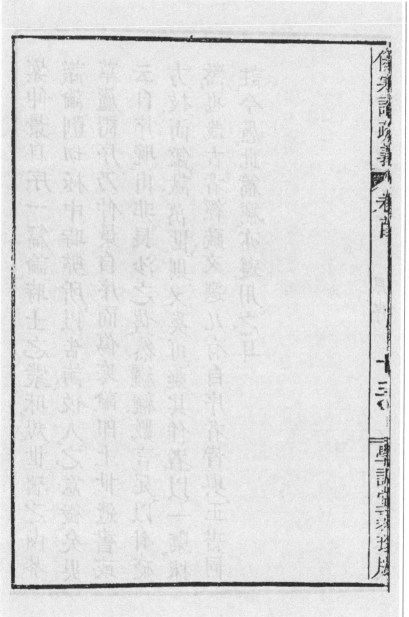

明堂ハ鼻乙闕ハ眉間乙庭ハ顏乙